主编

Frank J. Rybicki

Gerald T. Grant

3D Printing in Medicine

A Practical Guide for Medical Professionals

医学 3D 打印技术

写给医学专业人员

主译

李 赞 | 杨 鹏
肖高明 | 宋达疆

上海科学技术出版社

图书在版编目（ＣＩＰ）数据

医学3D打印技术 : 写给医学专业人员 / （加）弗兰克・J.雷比奇（Frank J. Rybicki），（美）杰拉尔德・T.格兰特（Gerald T. Grant）主编 ; 李赞等主译. -- 上海 : 上海科学技术出版社，2021.4
ISBN 978-7-5478-5205-7

Ⅰ. ①医… Ⅱ. ①弗… ②杰… ③李… Ⅲ. ①立体印刷－印刷术－应用－医学 Ⅳ. ①R②TS853

中国版本图书馆CIP数据核字(2021)第007379号

First published in English under the title
3D Printing in Medicine: A Practical Guide for Medical Professionals
edited by Frank J. Rybicki and Gerald T. Grant
Copyright © Springer International Publishing AG, 2017
This edition has been translated and published under licence from
Springer Nature Switzerland AG.

上海市版权局著作权合同登记号 图字：09-2020-508 号

封面图片由译者提供

医学 3D 打印技术——写给医学专业人员

主编　Frank J. Rybicki　Gerald T. Grant
主译　李　赞　杨　鹏　肖高明　宋达疆

上海世纪出版（集团）有限公司
上海科学技术出版社　出版、发行
（上海钦州南路71号　邮政编码200235　www.sstp.cn）
浙江新华印刷技术有限公司印刷
开本 889×1194　1/16　印张 8
字数 200千字
2021年4月第1版　2021年4月第1次印刷
ISBN 978-7-5478-5205-7 / R・2237
定价：98.00元

内容提要

近 10 年来，3D 打印技术在我国医疗领域发展迅速，已取得了一定的成果。在 3D 打印技术的帮助下，临床医生可以快速获得患者患处的真实结构，利用软件辅助设计并快速制作出模型和器械。

本书详细介绍了医学 3D 打印技术及其当前在各医学领域中的应用，不仅包括 3D 打印技术的基础知识、影像数据的后处理以如何在医院开设 3D 打印实验室等内容，还结合具体实例介绍 3D 打印技术在颅颌面外科、神经外科、心血管科、骨科等领域的应用。

本书适合相关科室的临床医生、影像科医生、医学工程相关人员以及 3D 打印技术从业人员等阅读。

致 谢

本书编委对 Betty Anne Schwarz 博士在编写过程中提供的帮助致以最诚挚的感谢。

译者名单

主　译

李　赞　湖南省肿瘤医院

杨　鹏　海军军医大学海军特色医学中心

肖高明　湖南省肿瘤医院

宋达疆　湖南省肿瘤医院

副主译

朱　磊　海军军医大学第二附属医院

周志斌　中国人民解放军北部战区总医院

王洪祥　海军军医大学第二附属医院

李先安　湖南省肿瘤医院

陈跃军　湖南省肿瘤医院

易恒仲　湖南省胸科医院

全　磊　湖南六新智能科技有限公司

邹永根　西南医科大学附属中医医院

范培芝　湖南省人民医院

主　审

张长青　上海交通大学附属第六人民医院

翻译秘书

黄　珊　王青青

———·———

翻译委员会（按姓氏笔划排序）

王　科	王　蕾	王宇燕	石　磊	冯　光
吕春柳	吕峰霞	伍　鹏	伍招云	刘　冰
刘　军	刘　超	刘龙刚	齐　晨	许　孜
许瑞林	李仁虎	杨　迪	宋　波	宋维海
张百华	张国友	陈学明	邵擎东	易　亮
罗　涛	罗振华	周　波	周　彬	胡发宗
钟外生	姜　涛	宫小康	夏明智	徐　立
徐　涛	徐欣晨	徐学政	殷　刚	唐　亮
唐　勇	唐园园	龚振宇	彭　鞬	彭小伟

中文版前言

近 10 年来，3D 打印技术在中国取得了飞速发展。在政策的引导以及各领域科技工作者的共同努力下，3D 打印技术已经被广泛应用到了科研、生产、教育、医疗等各个方面，并且取得了举世瞩目的成就。与此同时，"3D 打印"这个名词对大家而言也已变得耳熟能详。

医学向来是高新技术的重点发展领域，也是最早引入并使用 3D 打印技术的领域之一。早在 20 世纪 90 年代中期，临床上对技术手段的需求催生了 3D 打印技术的临床转化，随后二者相辅相成，一同发展，不仅吸引了大量医务工作者投身其中，也逐渐发展出了适用于医学 3D 打印需求的打印设备、特殊医学材料、影像重建软件等产业，为了能够进一步推广使用，在模型质量控制、行政监管和审批等环节也做出了诸多努力。时至今日，医学 3D 打印技术已经成为在国内诸多大医院都能够轻易使用的技术方法，推动着医学技术的发展和进步，不论是对医生还是对患者来说，都获益巨大，这就不得不感谢前人在这一领域所付出的智慧、劳动和汗水。

本书原著即是一部前人经验和技术的总结。书中首先介绍了医学 3D 打印技术的起源和发展、当前主流的 3D 打印技术及其特点，然后从临床实际出发，介绍 DICOM 数据这个沟通患者和 3D 打印机的桥梁以及如何在院内开设一间基于影像学的 3D 打印实验室，随后分别从颅面外科、神经外科、心血管科、骨科等不同的领域展示 3D 打印技术的具体应用，并介绍了其最有前景和优势的应用领域——个体化植入物的设计。另外，书中还介绍了相关的医疗器械监管机制以及医学 3D 打印模型的质量安全控制，为推广应用和标准化控制提供方案和方法。最后，本书还介绍了与之相关的虚拟现实技术，为进一步与 3D 打印技术的结合和投入临床应用奠定基础。

翻译这本著作的初衷是希望能够向大家详细阐释医学 3D 打印技术，介绍其从诞生到发展，从初期尝试到广泛应用，从多学科不同的使用方法到今后发展方向等，希望读者能够通过阅读此书对医学 3D 打印技术产生具体的认识和理解。对普通医生来说，本书可以看作一部 3D 打印的知识普及作品，它通俗易懂的语言可以展示并解释普通医生眼里看似很高端的医学 3D 打印技术，为其解答疑惑，解开疑团；对于那些对 3D 打印技术感兴趣的医生来说，这本书可以看作是一部专业的读本，书中所介绍的 3D 打印技术在医学领域的应用和实现过程可以加深读者对 3D 打印技术的理解，激发其兴趣，并启发其进一步研究和拓展。而对从事 3D 打印相关专业的医学科研人员来说，这本书可以为他们的专业发展提供帮助，其中多学科案例的展示和讲解可以为 3D 打印在各学科的应用提供参考，同时，书中关于如何开设院内 3D 打印实验室、DICOM 影像数据的后处理以及模型质量与安全控制等章节均可以为专业人员提供充分的指导和帮助。

　　目前国内医学3D打印技术在临床使用范围、数量和质量上均已经达到了国际先进水平，这离不开广大临床医生和3D打印产业专业人员的不懈努力。但是，不得不承认，我们在基础研发、技术突破、临床创新等方面仍存在较大的不足。所以，我们希望通过此书的翻译出版，展示前人在医学3D打印领域不断开拓创新的轨迹和思路，从而使读者得到启发，获得创新发展的灵感和动力。"他山之石，可以攻玉"，希望前人的智慧和贡献能够启迪我们开创医学技术繁荣发展的新局面。

译　者

2020 年 8 月 30 日

目　录

本书视频可通过手机
微信扫描二维码观看

第 1 章

概　述

Gerald T. Grant and Frank J. Rybicki

目前，我们正处于个体化治疗技术不断革新的浪潮中，医学 3D、4D 影像技术以及 3D 打印技术的发展为医学专家们提供了一种更有价值的观察人体解剖组织的方式。他们可以利用精准的医学 3D 打印模型，开展术前规划、患者教育、制作手术导板，并订制用于提高患者治疗效果或生活质量的植入物或辅助器具等。此外，3D 打印的生物组织器官亦有望成为很多器官移植患者的最终选择。

国家和地方的媒体都在持续强调 3D 打印技术对医学的影响，同时也有很多人通过社交媒体宣传 3D 打印这项创造性的技术在医学领域中的作用。然而，直至目前，仍然没有一个权威的医疗领域的"领头羊"出现来承担这个领域中新技术的发布、同行评审文献的传播、3D 打印的教育课程、未来职责的管理以及制定相关规范标准等工作。反过来，这也就将当前医学 3D 打印技术发展的大部分责任留给了 3D 打印制造商们，因为他们经常需要满足患者在临床和口腔医学上的个体需求。

整个医学 3D 打印过程的第一步是医学影像的获取和处理，即确定个体的目标解剖区域，用于进行设计并制作个体化模型、手术导板和医疗器械

等，这一过程主要由从事放射医学和临床影像医学的专业人员完成。此外，大部分医学 3D 打印模型来源于患者自身的影像数据，在整个复杂的过程中，最容易出现错误的环节是影像数据的后处理，这一步往往都是在影像科由具有专业经验和教育背景的放射科医生使用特定的软件来完成的。基于这个原因，放射科医生认为医学 3D 打印有很大的"风险"，但相反地，由于这个领域存在着巨大的机遇，他们担心"如果我们不参与，由其他人主导便会增大这种风险"，所以放射医学也就开始涉足了这一领域。北美放射学会（RSNA）最近成立了第一个"特殊兴趣小组"，专注于医学 3D 打印。此外，《医学 3D 打印杂志》（*Journal of 3D Printing In Medicine*）最近刚刚推出，同时作为该领域同行评审文献的重要平台，它正获得越来越大的成功。

本书由一名在 3D 打印方面有 20 多年经验的资深修复专业口腔科医生和一名有 7 年经验的放射科医生共同编著，旨在用通俗易懂的语言对这一领域进行介绍，供广大读者阅读。本书并没有涵盖医学 3D 打印技术的所有方面，也没有涉及生物 3D 打印，但本书解释了 3D 打印的基本原理，并可作

G.T. Grant, D.M.D., M.S.
Department of Oral Health and Rehabilitation, University of Louisville, School of Dentistry, Louisville, KY, USA
e-mail: gerald.grant@louisville.edu

F.J. Rybicki, M.D., Ph.D. (✉)
Department of Radiology, The University of Ottawa Faculty of Medicine and The Ottawa Hospital Research Institute, Ottawa, ON, Canada
e-mail: frybicki@toh.ca

为一个非常实用的参考指南，以此为基础，可以理解更为丰富的相关知识。本书撰写了专注于硬件和软件应用程序的内容，这对于那些想要进入该领域的人来说是不可或缺的。另外，本书还有章节重点介绍如何在医疗机构开设 3D 打印实验室，作为一家 3D 打印机构如何保证 3D 打印模型的质量及安全性等内容。本书的编委包含一位来自 FDA 的朋友，他和我们一样，对将 3D 打印技术从小众拓展到广泛的医疗领域有着极大的兴趣。这本书包含了几个基本的临床应用章节，在 3D 打印技术呈指数级增长的今天，很多领域在编写到出版的这段时间就已经发生了巨大的变化，所以为每一个医学学科的应用撰写一个章节是一项巨大的挑战。因此，我们选取几个具有代表性的章节，其中一些实例可以很好地展示 3D 打印技术对医学的积极影响，这可以丰富读者对医学 3D 打印技术的认识和理解。

1.1 医学 3D 打印技术的历史

20 世纪 90 年代中期，来自加拿大、威尔士、德国、美国以及美国军方的团队开始尝试使用 3D 打印技术来重建人体的头部和颈部，这个合作组织，就是被大家所知的先进数字技术基金会（Advanced Digital Technologies Foundation，www. adtfoundation.com）。在 Materialise 公司（Leuven, Belgium）开发的 Mimics 软件的帮助下，他们得以将影像学的 DICOM 格式数据转化为可用于进行 3D 打印的 STL 格式。早期用于打印的影像数据是骨组织，例如颅骨，而且正是这些模型改变了颅骨修补植入物的制作技术。

20 世纪 90 年代中期，在 Andy Christensen 的领导下，Golden Colorado 医学模型公司开始提供用于专业医疗领域和商业医疗行业的医学模型、手术导板及个体化模型定制服务。这家公司成为让全世界的医务工作者都能够使用 3D 打印技术的主要领导者之一。2014 年，Andy Christensen 将该业务出售给了 3D system 公司，并且成为 3D system 公

司医疗产业新的支柱。

2005 年，作为亚伯达省卫生服务中心的一部分，加拿大埃德蒙顿阿尔伯塔大学医学重建科学研究所（iRSM）建立了虚拟仿真 3D 打印实验室。在牙科修复医生 Johan Wolfaardt 博士的指导下，该实验室可利用数字技术和 3D 打印技术模拟手术过程、设计建立导板以支持头颈部的重建。他们的实验室拥有设计师、工程师和多种的打印设备，是当时医学 3D 打印技术的国际领导者之一，与此同时，在威尔士和德国也有类似的实验室出现。

据我们所知，在美国明尼苏达州的梅奥诊所，由 Jane Matsumoto 和 Jonathan Morris 领导的 3D 打印实验室是美国第一个非军方的与放射科合作的 3D 打印实验室，他们的实验室一直是该领域的领导者之一。他们率先在放射科内由医生负责制作和管理 3D 打印模型，利用在医疗模型建立方面的全球最丰富的经验，从医生到患者，将模型用于术前评估、患者教育和医疗教育领域。Matsumoto 和 Morris 博士也是这一领域杰出的教育家，梅奥诊所在该领域主办了广泛的、持续的专业发展教育课程。

1.2 3D 打印在美国军事医疗领域的历史

一个能够充分展示 3D 打印技术能力的案例是美国军方在早期利用这项技术为受伤的士兵提供医疗服务，此举也为推动其广泛应用做出了巨大贡献。在 20 世纪 90 年代中期，美国海军 Charlie Richardson 上尉与美国国家海军医学中心（NNMC）的放射科合作，设计并制作了医学模型，此举开始了数字规划和医学模型在军事医学领域的常规应用。当时，根据模型的不同，采用熔融沉积技术制作一个颅面骨或骨科的骨结构的医学模型，需要长达 3～4 天的时间。然而，经过这些不断的尝试和努力，人们意识到 CT 扫描可以提供术前三维模型的信息。到 20 世纪 90 年代末，海军牙科研

究生院（NPDS）颌面修复系开始将这项技术应用于制造颅骨植入物，利用颅骨模型从石蜡中雕刻出颅骨板，制作出模具，并制作了聚甲基丙烯酸甲酯（PMMA）植入物。结果植入物匹配良好，术中几乎不需要进行调整，这使手术时间缩短了 50%。然而，这种模型的制作过程依然很耗时。到 2000 年初，根据与 Stephen Rouse 的合同，Walter Reed 陆军医疗中心（WRAMC）开始使用光固化（SLA）技术制作模型，使模型的制作时间明显缩短。这项技术不仅用于海军牙科研究生院的颅内植入物模型的制作，也为骨科和神经外科的模型制作提供了技术支持。随着 2001 年底美国反恐战争的开始，这项技术的发展和使用对受伤士兵组织缺损部位的重建和康复都发挥了重要作用。之后 Walter Reed 陆军医疗中心和海军牙科研究生院团队加强合作，开发了制作头颅植入物的新技术，为受伤的士兵行颅骨切除或成形手术提供前所未有的技术支持。随着这项技术的发展，以及其带来的更好的用于修补手术的植入物，到 2005 年，既往将截骨残留的颅骨用于再植的手术方法已不再使用。

虽然利用软件给一个正常的模型做镜像处理非常容易，但对一个模型的中间缺损部分进行有效的修复却极为困难。2007 年，美国海军 Gerald Grant 上校获得了一笔资金，用于开发一种获取士兵战前颅面外形记录的方法。这使口腔科锥形束 CT 扫描（CBCT）技术被引入到了国防部，该技术可对士兵进行个体化的三维重建。在此期间，海军牙科研究生院的颌面影像研究人员开始与沃尔特·里德陆军医疗中心开展密切合作，并组建团队，进行三维重建数据注册、手术导板制作和植入物设计等研究。海军牙科研究生院购买并安装了一台光固化 3D 打印设备和设计软件，同时包含有颌面外科、神经外科、口腔颌面外科、耳鼻喉科、骨科和整形外科的团队也引入到了美国海军医疗中心和沃尔特·里德陆军医疗中心。从这个实验室开始，医学 3D 打印领域逐渐形成了几部分的格局，其中包括如约翰霍普金斯、布里格姆妇女医院在内的医疗学术中心。

正是在这种情况下，Frank Rybicki 博士开始与富有创新精神且杰出的外科医生 Bohdan Pomahac 博士开展面部移植项目合作。

在"国防基地重组与关闭（BRAC）"计划中，Walter Reed 陆军医疗中心和海军牙科研究生院进行了资产整合，并且选择了一个地点，集中相关设施，以便 BRAC 相关机构和颌面修复实验室一起开展更好的合作。这个新的 3D 医学应用中心（3DMAC）归入 Walter Reed 国家军事医疗中心（WRNMMCB）的放射医学科，同时，其技术领域也进行了拓展，比如可以制作直接植入人体的钛金属颅骨假体，另外，其业务范围也通过公共安全网站扩展到了全世界。这将 3D 打印技术的应用扩展到了整形外科、儿科、眼科、肢体修复、职业健康、颌面修复、口腔科，以及世界范围内的许多研究活动中。该团队的工作人员也逐渐地扩大到包括 1 名生物医学工程博士、1 名金属工程师和 2 名 CT 技术人员，他们共同来设计一个解剖模型。同时与海军牙科研究生院的颌面成像团队一起工作，其中包括 1 名航空航天工程师，2 名颌面修复医师、轮转住院医师，以及来自美国海军学院的轮转海军军官候补人员。这个团队也是 Capstone 项目的一部分，该项目旨在利用先进医学和数字技术的发展，提高美军受伤士兵的治疗水平。

在 Walter Reed 国家军事医疗中心，3D 打印技术一直被用作患者的个体化治疗。颅骨重建钛板可以为特定的患者进行个体化定制，同时，该中心也开发术前医学模型、医疗工具和定制的假肢附件等。这些模型与受伤士兵的伤情更加匹配，从而可以改善手术效果，提高生活质量，协助开展医学研究，也可为职业健康提供定制化服务。

1.3　3D 打印的现状

目前，医学 3D 打印中心已经突破了工业和民用的范畴。当下有多种服务模式可以让我们获得 3D 打印模型，包括将外来图像（如 CT 扫描或 MR

图像）给类似于 Materialise 公司的供应商，这些公司可提供咨询和 3D 打印服务。类似的，近些年也出现了软件厂商和硬件厂商的合作模式，例如，Vital Images 和 Stratasys 在各自的 3D 可视化和 3D 打印硬件领域都处于领先地位，它们已经推出了一种服务模式，旨在利用双方的专长来实现对 STL 文件进行自动分割生成并制作模型。

许多医疗中心已经开始模仿梅奥诊所的组织和架构方式，利用医疗机构内部人员专业的医学知识，整合所需的物力和人力资源组建一个完整的实验室。关于这一部分内容，本书将以渥太华大学医学院建立的实验室为基础，在后续章节中详细介绍。此外，相关的教育和技术推广也为各个中心架起了沟通的桥梁。从 2013 年开始，RSNA 定期举办 3D 打印的教学课程，在过去的几年里，还开设了相关实践课程。截至目前，参加这些教学课程的学生人数已经超过了 1 000 人。

为了满足医学 3D 打印的需求，3D Systems 和 Stratasys 等制造商已经开始开发能够打印开放模型、使用不同颜色和各种材料的打印机。由于近十余年来医学部门的研究内容一直是机械工程师协会（SME）RAPID 会议中的特色议题，最终机械工程师协会的工作组也开始与 3D 打印机构相接触，像既往其他的工作组一样，会特地观察 3D 打印应用及其在医疗领域的临床效果。对这些内容的相关评论也将在后续章节中讨论。

3D 打印技术确实是引领我们这个时代的重要技术之一，我们希望这本书能够提供必要的知识，以帮大家理解 3D 打印技术在提高医疗水平和改善全世界患者生活质量方面所带来的重大影响。最后，我真诚地希望本书能够为读者带来启发和激励，使阅读本书的读者们能够在该领域取得一定建树，并能够成为下一代 3D 打印技术的引领者。

第 2 章

3D 打印技术

Dimitrios Mitsouras and Peter C. Liacouras

2.1 引言

3D 打印技术发明于 20 世纪 80 年代，起初是为了满足工业上快速构建设计原形的需求。这个被人们称之为"快速成型"和"增材制造"的技术在 20 世纪 90 年代被广泛应用到了建筑和制造行业。到如今 3D 打印技术可以利用多种材料构造模型，从热塑性材料、聚合物到金属，这些技术已经能够满足大多数工程和设计的需求。3D 打印技术在医学上的应用可以追溯到 20 世纪 90 年代中期，而在过去的 5 年里飞速发展，以至于现在每天在全世界范围内的医院和私人诊所里都会见到它的身影。

当下在许多医学专业领域快速涌现出的初期"3D 打印实验室"，大多数在研究型医院的放射科，也有一些出现在心脏科或骨科。"3D 打印实验室"的发展状况遵循了世界各地放射科的发展轨迹。10 多年前开始出现 3D 打印实验室，以方便放射科医生向医疗护理团队传达影像学发现，并从不同医学影像设备中获取的解剖信息通过三维重建可视化的形式展现出来（Fishman 等，1987；Rubin 等，1993）。从 DICOM 图像衍生到可实际触摸到的模型代表了影像学三维可视化的发展历程。这种 3D 打印"解剖"模型可以有效地用于介入手术的术前规划，并随着此技术的普及，人们对其需求势必会随之增长（Mitsouras 等，2015；Giannopoulos 等，2016）。同时，3D 打印机带来的解剖可视化和外科模拟操作更有利于医学教学实践。利用 3D 打印技术，个体化定制的植入物、导向装置、假肢、模具和工具等得以更直接地用于患者治疗。这也为医院相关部门设立 3D 打印中心创造了机会，比如技术相通的假肢制作部门。然而，由于投入巨大，医院应避免在不同专业之间重复设置这些 3D 打印部门。因此，在一些技术最前沿的机构中出现了这样的模式，它在自己的部门设置一个单独的 3D 实验室，但由不同部门的人员共同参与组成，这些人员被交叉任命到该部门工作，从而使得这样一个集中的 3D 打印部门可以有效地满足整个医院的需求。

直到 3D 打印技术大量"生产"的模型在医疗实践中得到广泛应用后，这种集中打印的模式才得到了充分的支持。同时，为了实现 3D 打印实验室的快速部署，人们也在放射技术、降低打印成本和优化 DICOM 格式图像转换为 3D 打印对象的软件方面开

D. Mitsouras, Ph.D. (✉)
Applied Imaging Science Lab, Department of Radiology, Brigham and Women's Hospital, Harvard Medical School, Boston, MA, USA
Department of Biochemistry Microbiology and Immunology, The University of Ottawa, Faculty of Medicine, Ottawa, ON, Canada
e-mail: dmitsouras@alum.mit.edu

P.C. Liacouras, Ph.D.
3D Medical Applications Center, Department of Radiology, Walter Reed National Military Medical Center (WRNMMC), Bldg 1, Rm 4417B, 8901 Wisconsin Avenue, Bethesda, MD 20889, USA
e-mail: peter.c.liacouras.civ@mail.mil

展了进一步研究。购买和使用 3D 打印机需要启动资金和物理空间成本，这需要根据不同实验室的实际需要进行慎重选择。此外，还有许多因素会对 3D 打印的精准度产生影响（George 等，2017a）。医学 3D 打印也需要多个专业的人员参与，他们不仅需要工程、物理、化学等理工科专业知识，也需要放射、外科、康复等医学专业知识。为了方便更多人去利用 3D 打印技术，本章在介绍时并没有假设读者特定的专业背景。3D 打印设备的性能包括设备对 3D 模型的解析能力和所能使用的材料，对此能力的评估将帮助临床根据具体的需求对 3D 打印技术进行知情投资。

光固化成型（SLA）技术作为最早的增材制造技术发明于 1980 年，并于 1983 年获得专利。1987 年，3D System 公司将其商业化，后来许多其他 3D 打印技术也相继出现。目前，3D 打印技术被统称为增材制造技术或快速成型技术。我们根据既往文献，对 3D 打印技术在医学领域的用途进行了排序，由多到少依次为术前 / 术后模型制作、个体化手术导板设计、假肢制作以及个体化 3D 打印植入物制作。医学 3D 打印还涉及基于 DICOM 图像的生物器官打印，以及适配这些器官的工具、引导物和植入物等。但 3D 生物打印这种制造活的替代组织或器官的方法并未列入本章的讨论范畴。

2.1.1 与 3D 打印机的沟通：STL 格式

3D 打印机不能够识别 DICOM 格式的数据信息，但接受一种对 3D 模型的数字化描述方式，然后将其制作成实体模型。迄今为止，这些数字对象的描述方式仅限于构成闭合空间区域的多个三维面片，3D 打印机通过（完全或以多孔的方式）用固体材料填充每个这样的面片所包围的空间来制造实体。固体材料可以通过能量沉积成型。例如，通过熔化固体材料并选择性地将其打印于这些面片所构成的闭合区域；也可以通过化学反应成型，如在这些面片所闭合的位置选择性地将液体固化。因此，如何描述和存储这些面片结构是解释和使用 3D 打印技术的一个关键。至于如何利用患者的 DICOM 图像

生成这些面片结构来表达将要制造的特定器官、工具、导板或植入物，将在第 3 章中详细讨论。

目前，定义这些面片结构的标准文件格式是标准镶嵌语言，也常被称为立体平板文件格式，缩写为 "STL"。STL 格式将一个表面定义为多个三角形（称为小面片）的集合，这些三角形（称为小面片）完美地结合在一起，没有任何间隙，就像拼图一样（图 2.1）。STL 文件有两种类型：一种是只能描述单个 "部件" 的 "二进制" STL 文件，另一种是可以包含多个独立部件的 ASC Ⅱ 编码 STL 文件。一个单独的部件是指一个独立的、完整连接的表面结构，它包含有一个独立封闭的空间区域。由单一属性的材料打印而成（例如，一个特定的颜色和硬度）。因此，STL 文件是打印单个器官、植入物、导板或未连接到其他组件的独立部件（如某个工具的单个齿轮）的理想文件格式。然而，对于医学 3D 模型的打印来说这是一种限制。例如，某学者希望打印一个有钙化沉积的血管壁模型，让血管壁和钙化的部分呈现不同的颜色和（或）不同的材质属性（例如血管壁使用软性材料，钙化部分使用硬质材料），根据打印需求就需要构建两个 STL 表面，这样的话，这些信息必须存储在两个二进制 STL 文件中，一个血管壁，一个钙化灶，或者存储在一个 ASC Ⅱ 编码的 STL 文件中。但是有一些打印机对一个 ASC Ⅱ 文件中的所有部件仅限使用一种材料打印，因此上述情况下无法使用 ASCII 格式打印。

无论如何，操作者利用软件所生成的 STL 文件不仅需要确保文件能精准的描述组织的解剖结构，同时，若出现一个 STL 文件中存在多个部件且两个部件之间存在共享边缘时，则还要确保共享边缘的两个面中间没有任何空隙，否则打印出来的模型既不能反映生理学结构特点，也不能保证在打印后依然维持结构的完整。其实 STL 这种文件格式的拓展性并不理想，比如一个血管模型中包含有一个混合性斑块，并且在这个斑块的富脂核心中有几个小的钙化灶，那么，我们就很难使用简单的 STL 文件来

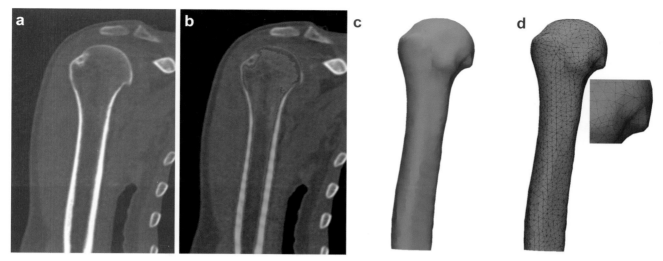

图 2.1　DICOM 格式图像不能够直接传输给 3D 打印机进行打印。3D 打印机目前可以接受的 3D 模型数据主要是以多个三角面片的形式进行存储的 STL 格式文件。上图中肩关节的 CT 影像（a）经阈值分割（b）后必须被转换成 STL 格式（c、d），文件才能发送给 3D 打印机使用。虽然 STL 文件通常是通过渲染呈现的，但底层表面实际上是由简单的三角形（c）组成的，它们像拼图一样精确地组合在一起，三角形之间没有任何的间隙（小图）。

打印这个血管模型。在这种情况下，对于这种斑块较为理想的数字描述应该是在一个独立的解剖模型中，钙化灶和富脂区域仅在位置上加以区分，这样就可以方便使用不同的材料进行打印，或者让打印机使用不同的颜色来反映不同的组织属性，而不需要为每个钙化灶制作独立的 STL 文件。此外，使用 STL 文件打印模型无法体现两个或多个材料之间的渐变关系，在实际场景中，这种渐变关系既可以用来打印 3D 模型也可以用来体现某些组织的"纹理"。例如，如果使用 STL 格式文件打印整体性质（如硬度）不均匀的骨松质是不太可能的，因为骨松质中包含不均匀的骨小梁和骨髓结构；再或者打印肿瘤向健康组织浸润时逐渐过渡的纹理结构等。

目前，实现同一材料非均匀效果的医学模型 3D 打印是一项热门研究领域。这样不仅可以使医学模型能体现组织生物力学的特性，还能够展示其放射学的某些特点。例如，我们正在积极探索使用非均匀的 3D 打印混合材料打印单个器官，从而使打印的模型在 CT 和 MR 成像下充分复制该器官的影像学特征（George 等，2017b；Mitsouras 等，2017；Guenette 等，2016；Mayer 等，2015）。这种放射学"仿生"模型（图 2.2）可以将 3D 打印技术

引入放射学的实际应用，例如热消融、低温消融、超声引导下活检、侵入性导管介入治疗等，这些都是 3D 打印技术目前应用尚不充分的重要领域。

STL 文件的第二个限制是，没有可以跨平台的通用标准来存储组织模型所需的颜色和材料属性。目前，3D 打印机专用软件可以为每个加载打印的 STL 文件分配这些属性，但这可能是一个冗长且乏味的过程，而且如果制作模型的临床医生和操作打印机的技术人员之间出现脱节，那就很容易出现打印错误。

增材制造文件格式（AMF）和 3D 制造格式（3MF）是较新开发的文件格式，其旨在克服 STL 格式的诸多限制，可以将模型的表面纹理、颜色和材料属性等性质融合到模型不同部分（Hiller 和 Lipson，2009）。AMF 格式标准于 2011 年 6 月通过了美国测试与材料协会（ASTM）认证（ISO/ASTM 2016），然而，目前大多数将 DICOM 图像转换为 3D 打印模型的软件中都没有使用 AMF 格式标准。我们预计，在未来几年内，为更好地适应现代影像技术所能识别组织的丰富程度，3D 打印技术将在医学上的应用不断扩大并更加普及。例如，以在弹性血管模型可以利用嵌入硬塑料来表示其中的支架或钙化灶。

然而，这些新格式仍旧无法满足某些新兴的、

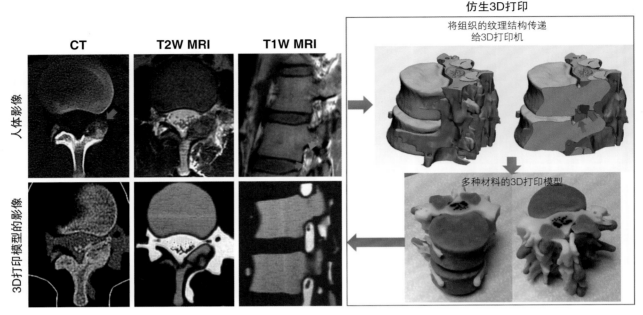

图 2.2　3D 打印的 L1 左椎板成骨细胞瘤模型复制了与影像学相似的放射信号，包括肿瘤（红色箭头）、椎间孔的脂肪组织（棕色箭头）和脊髓神经（绿色箭头）。目前还没有方法将这些模型信息直接传递给 3D 打印机使用。

特殊的医学应用场景需求。例如，上文提到的介入放射学应用，理想情况下，数字器官模型内部的每个位置都需要分配不同的材料属性（例如，在 3D 打印模型中实现具有不同 CT 值或 MR 信号强度的模型）。我们期望如此复杂的医学 3D 应用将促使更多的文件格式开发，这些格式将较少依赖于一组实体"部件"（如器官）的概念，而是让其中每个"部件"都拥有一套独立的颜色和材料属性。这种未来的文件格式将可以使人们能够在被打印的一部分组织内指定打印材料，或融入放射学以及机械性等材料属性，从而更直接地体现解剖学中由多个组织构成器官的概念，而不是 3D 打印中工程学上考虑的"部件"概念。

2.1.2　3D 打印技术

3D 打印机通常使用 STL、AMF 或其他文件格式编码的数据，通过连续融合或沉积薄层材料而实现打印。每一层都由一组封闭的曲线围成，这组曲线即是被打印物体外表面的轮廓。打印机通过在这些曲线所围成的区域内填充指定厚度（如 0.1 mm）的材料来制造每一层。这类似于通过连续识别所需

二维平面区域（ROI）来分割组织的过程，在既定的层厚下，这些连续分割的区域通过层叠构成整个组织。二维 ROI 即是以横截面的方式对整体厚度范围内的组织（且仅对该组织）进行完整描述。

3D 打印的分类和相关术语也正在迅速发展，它们可以描述每台打印机的技术特点，以及如何实现每一层的固化和（或）连续层的融合等。更复杂的是，迄今为止，生物医学文献中用于阐释这些不同打印过程的命名方法仍没有标准化方案（Chepelev 等，2017）。然而，通过使用 ASTM 标准 F2792（Huang 和 Leu，2013）和国际标准化组织（ISO）标准 17296-2：2015（ISO 2015）中当前普遍接受的分类方法，深入了解每种技术的原理，最终用户可以理解、翻译和复制文献中所提及的各种技术。

在当前的分类标准中，3D 打印共有 7 个特定的技术类别，它们分别是光固化、材料喷射、黏结剂喷射、材料挤出、粉末床熔合、薄板层压和定向能沉积。前 5 种技术是医学中最常见的。薄板层压和定向能沉积不太常用，但在某些应用中仍有一定的价值。每种技术在临床 3D 打印中的应用各有优

表 2.1　医学常用 3D 打印技术汇总表（仅＞5 000 美元专业设备）

技术类型	其他通用技术名称	常用材料	打印精度	成本	总体优势	总体缺点
凹槽光固化技术	光固化成型（SLA）数字光投影（DLP）连续数字投（CLIP）	环氧和丙烯酸类聚合物灌注聚合物	+++	$$	精确可使用短期的生物相容性材料可打印没有腔内支持的空心血管可打印微小模型（例如微流体）	材料较脆、中等强度仅能打印单一材料的模型颜色可选择性少
材料喷射成型技术	多喷头喷墨打印（MJP）聚合物喷射技术	丙烯酸类聚合物	+++	$$	精确，多种材料可供选择可打印多种颜色的模型可使用短期的生物相容性材料	中等强度
材料挤出成型技术	熔融沉积技术（FDM）	丙烯腈丁二烯苯乙烯（ABS）、聚乳酸纤维塑料（PLA）、复合材料、金属（较少见）	+	$	成本低廉材料坚固、耐久性强	精确度低模型表面光滑度欠佳、有突出的层脊
黏结剂喷射成型技术		石膏、沙粒、金属（较少见）	+	$	快速多种材料可供选择表层可打印颜色无须支撑结构	强度低模型需要必须的填充
粉床熔融技术	电子束熔融（EBM）选择性激光烧结（SLS）直接金属激光烧结（SMLS）选择性激光熔化（SLM）多射流熔融（MJF）	塑料、人工合成聚合物、金属	++	$$$	多种机械性能多种材料可供选择材料强度足够用于功能性部件可使用具有长期生物相容性材料（如内植物）通常不需要附加支撑结构（非金属）	成品质量对设备水平依赖度高仅能打印单一材料的模型

注：本表包含多种技术，某些技术尚存在不同观点。

缺点（表 2.1），现综述如下。

2.1.2.1　凹槽光固化技术

这种 3D 打印技术更广为人知的名称是光固化成型（SLA）或数字光处理（DLP）。它有 3 个基本组成部分：第一，高强度光源（通常是紫外线 UV-A 或 UV-B）；第二，可灌装单体和低聚物的环氧 / 丙烯酸基光固化液体树脂的凹槽；第三，控制系统引导光源选择性地照亮树脂液（见下文）。光源的形状与物体的二维截面（即 ROI 区域）相匹配，暴露在光源中的树脂逐层固化，最终在该层方向（垂直于打印机的 z 轴）上构建出整个模型。光照在树脂中引发化学反应，使单体和低聚物聚合为固体。一旦打印层的结构变得稳定，模型就会下降（对于自底向上的打印机来说会升高）一个层厚的距离，使已固化的层面远离活动层，这样液体树脂就可以覆盖已固化层的顶部（或自底向上的打印机的底部）。在这个过程中，为了使新的一层与前一层更好融合，每一层的聚合反应通常不会在光源直射下

彻底完成，而是打印完成后再做进一步光照处理。

通常对模型逐层进行打印，直至最后一层打印完成。整个模型打印完成后，多余的树脂被抽干，随后用溶剂或酒精漂洗（通常在工业清洗机中清洗模型）。然后需要手动移除由打印机自动添加的支撑结构（图 2.3）。最后在 UV 槽中对模型进行"固化"，以完成层间的最终聚合（图 2.4），这是一个比较耗费人力的过程。最终打印的模型可能还需要进一步的处理，比如，用细砂纸磨平台阶部位的边缘和使用抗紫外线密封剂对模型进行密封处理等。

SLA 和 DLP 的区别在于光源种类以及控制光源选择性照射并固化树脂的方式。SLA 使用的光源是一种激光，其可通过镜面反射定向到液体表面的不同位置（x-y 平面）。反射镜面通过连续、渐进地移动从而使激光照射到被打印物体的每个层面。而 DLP 技术是使用一种类似于电影放映设备的投影仪，它可以在液体表面照亮打印物体层面的

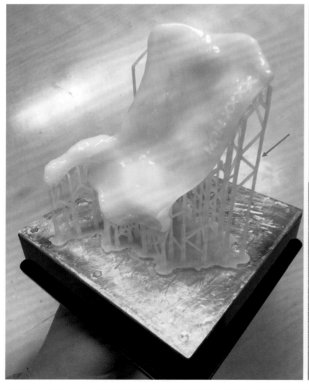 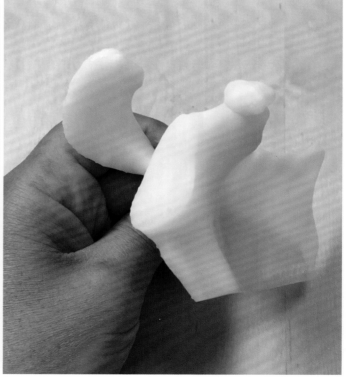

图 2.3　这是一个使用自下而上凹槽光固化打印技术制作的肩胛骨模型，在打印过程中，打印机还会打印一些杆状结构（红色箭头），来辅助支撑悬空部分，否则在没有任何东西来支撑的情况下无法完成打印。

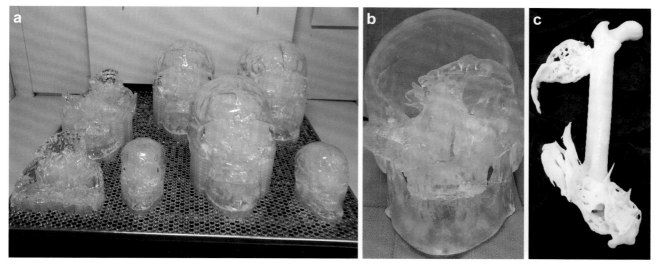

图 2.4　a ～ c. 此为使用大型专业的自上而下凹槽光固化打印技术制作的模型（a）。这些打印的模型需要进一步经过紫外线固化融合处理，在模型后期处理的过程中必须移除那些网格支撑结构。注意，这种打印技术的设备大小和材料可能会存在不同。

整个形状。理论上讲，DLP 打印一个物体需要的时间更短，因为每一层不需要逐步进行激光扫描，但是，除了少数特定的 DLP 打印机，多数 DLP 设备不具有 SLA 激光光束所能提供的高分辨率。令人兴奋的是，最近一种新型的自下而上的 DLP 打印技术已经被开发出来，该技术在树脂容器底部的膜上制作了一层氧气抑制层或称"死区"。该氧气层可抑制膜和打印对象界面处的聚合反应。这种技术被称为"连续液体界面制造"（CLIP），由加拿大 Carbon 3D 公司发明。它可以简化凹槽光固化打印过程中的机械步骤，从而更快地完成打印（Tumbleston 等，2015）。例如打印一个肩胛骨可以缩短 5 ～ 10 分钟。另有其他类似的方法，例如智能液体表面技术（ILI™，NewPro3D，Vancouver，Canada）可以提供更大的构建平台，极大地提升打印速度，且不受模型大小的限制。此外，自下而上的打印机还需要一些机械步骤将最后一层打印层从透明材料（如玻璃）中脱离出来，因为聚合过程中聚合物会附着在透明材料（如玻璃）上。这些打印过程通常需要降低或升高凹槽以完成逐层打印。在这个过程中，受树脂材料理化性质的限制会消耗掉大部分的打印时间，例如，缓解层与层之间的内应力同时允许新的树脂层在模型下流动。

凹槽光固化技术常用于医学模型的打印，尤其是骨骼模型的制作。同时，由于这种技术使模型在托盘中成型时可以更好地控制每一层的增长方向，所以它也是唯一一种打印中空血管时不需要添加其他难以拆除的固体支撑结构的技术。特别是对于细小、狭长或弯曲的血管，这种打印技术的优势非常明显，比如冠状动脉、脑血管和内脏主动脉分支等。然而，这种技术所使用的材料比较昂贵，约每千克 210 美元。自上而下 SLA 打印机要求树脂材料在凹槽中保持特定的容量水平，如果打印平台的凹槽较大，那就需要花费较多的材料。通常来讲，较为常用的商业化的 3D 打印机成型尺寸小到 12.5 cm × 12.5 cm × 12.5 cm，大到 210 cm × 70 cm × 80 cm，甚至更大。较小的桌面打印机通常被用来制作牙科模型、植入物引导装置和助听器等。光敏树脂材料由多种颜色和透明度可供选择，同时也有着不同的机械性能，比如不同的柔性或刚性材料（图 2.5）。早期的光固化打印部件较为脆弱，新的丙烯腈丁二烯苯乙烯（ABS）类材料诞生后便提供了更好的机械性能。后来，又有短期生物相容性材料（见下文第 2.2 节）出现，这种材料打印的手术工具和导板等模型经过适当处理以后即可进行灭菌处理。我们建

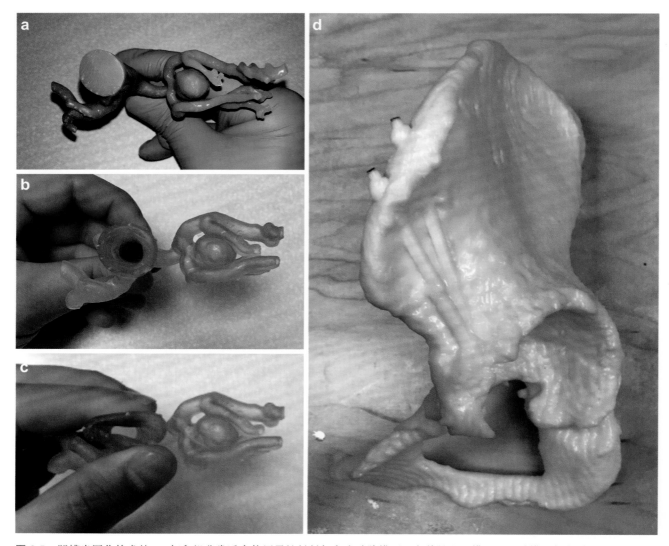

图 2.5 凹槽光固化技术的 3D 打印机非常适合使用柔性材料打印小动脉模型，尤其是空心模型。这种模型打印时只需要设计一个外部支撑结构辅助其在构造托盘上的位置摆放（a～c. 柔性材料打印的肾动脉动脉瘤模型。d. 用早期的硬质材料打印的半骨盆模型）。

议按照材料制造商的规范进行适当的打印后处理、清洗和灭菌等操作，当然，这种材料也不限于用来打印手术工具和导板等。

需要注意的是，因为打印时在机器的凹槽中只能加入一种液体树脂材料，所以一般商用的凹槽光固化打印机只能打印单一材料（颜色 / 性能）的模型。若想使用多种材料（如颜色）制作一个医学模型，那必须将模型的每一部分进行单独打印后组装在一起（图 2.6）。某些高端打印机可使用透明材料打印从而突出解剖模型中的一些内部结构（如神经的空间分布、肿瘤、牙齿、遮挡等）。而这种打印机是通过软件控制过度曝光内部结构材料而实现的。例如，打印前通过添加要突出结构区域的多个副本（以使这些模型区域进行多次曝光），或在打印这些区域时减慢激光速度或增加激光强度，进而实现该区域的过度曝光。在这个过程中，过曝的能量可以使树脂着色或激活树脂内的颜色添加剂来显现对比度。最后，根据所需的光聚合物材料的物理和机械性能，可能需要 4 小时或更长时间的热处理程序完成打印。总体来说，尽管凹槽光固化技术在打印多色 / 材料模型方面的通用性有限，但其是所有 3D 打印技术中制作模型中最为平滑、分辨率最

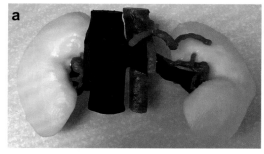
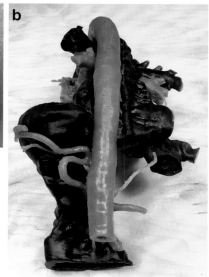
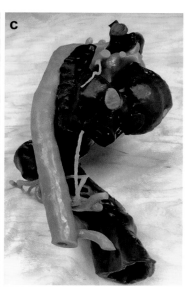

图 2.6　a ～ c. 图为使用凹槽光固化技术打印的双侧肾动脉瘤模型（a），其动脉为灰色，静脉为黑色，肾脏为白色。整个模型是每个部件用不同颜色的树脂分别打印后再拼装在一起的。这种方法很难（或根本不可能）完成复杂模型的装配，如图所示为食管远端胃肠道间质瘤（GIST）模型，其中主动脉绕食管（右侧面）弯曲。这就需要将主动脉打印成 3 块，以便在体循环静脉和胃肠道周围进行组装。

高的技术形式，在大多数情况下，受速率的限制，打印过程需要较长的时间。与其他技术相比，由凹槽光固化衍生出来的新的 CLIP 和 ILI™ 技术可以提供非常快的打印速度，不过清洗和后处理过程可能会限制打印速度。

2.1.2.2　材料喷射成型技术

材料喷射成型是另一种 3D 打印技术方法，但也与凹槽光固化技术有关，因为它们都基于相同的化学原理。两者的主要区别在于材料喷射成型的打印机没有盛放材料的凹槽设计，而它更类似于常见的喷墨打印机。这种 3D 打印机可以将液体光聚合物树脂的微滴喷射到构建托盘上，然后用紫外线将其聚合，就像喷墨打印机将油墨喷到纸上并使其干燥一样。喷射头在扫描整个构建托盘的过程中（例如，从左到右，从前到后，即 x-y 平面），机器的控制器会控制喷头只有在途经打印模型的实体位置时，将树脂喷或挤出。一旦该层完成，构建托盘就会降低一层高度，然后喷头再次扫描 x-y 平面，完成下一层的打印。由于打印机结构设计不同，在某些打印机中也可以通过升高喷头高度来实现下一层的打印。这种技术下，一台打印机往往需要两套或两套以上的喷头，其中一套用于喷射制作模型的光聚合材料，另一套则用于喷射打印体的支撑材料。这种支撑材料多是一种凝胶状或蜡状的材料，也是

在打印时用于支撑悬空和复杂几何形状的必要材料。由于树脂不能够直接喷射到悬空的区域完成固化，所以悬空部分的支撑结构对于该打印技术的成功至关重要（图 2.7）。因为存在支撑结构，所以打印完成后必须对支撑结构进行移除。常见的支撑拆除方式包括用温和的肥皂溶液浸泡、直接用手拆除、用高压水喷雾或者使用高温熔化等。通常情况下，打印完成后不再需要行后续诸如固化之类的处理，但某些特定材料除外，例如某些材料通过热处理可以提高打印部件的热性能和热变形温度等。虽然材料喷射成型技术和光固化成型一样具有很高的打印精度，其三个轴的精度都可以达到几十微米，但打印出的模型表面往往都会呈现哑光的状态。所以，有时候为了增强透明材料的透明度，或者使模型外观更加光滑，就需要我们在模型上涂刷透明图层（油漆或树脂）。

总体来说，材料喷射成型打印机是打印医学解剖模型的通用技术。与凹槽光固化打印机相比，材料喷射打印机的材料由于存储在墨盒中，更容易更换，而且对于可打印多种材料的打印机来说，可以使用多种不同颜色和性能的材料来打印单个模型。这种多喷头打印机可以在一个模型上打印出每个喷头中的不同材料。例如，打印一个透明的器官模型时可以很容易地打印出内部构造，如神经、血管、

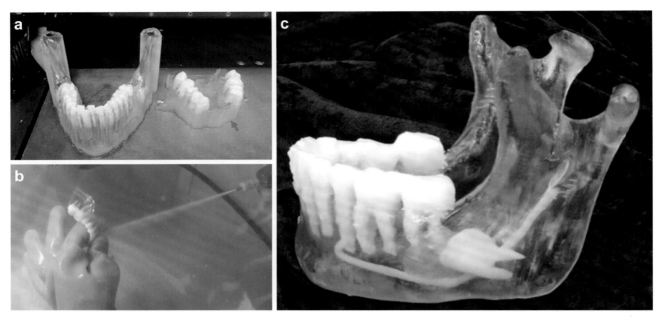

图 2.7 图为使用材料喷射成型技术打印的可突出内部特征（牙齿、阻生磨牙、牙槽管及囊肿等）的下颌骨模型。支撑结构（红色箭头，a）在打印后使用水射流移除（b）。然后将模型晾干，并涂上一层透明涂层，以增加最终产品的透明度（c）。在上图中，我们可以看到下颌骨的内部特征（牙齿、阻生磨牙、牙槽管及囊肿等）。

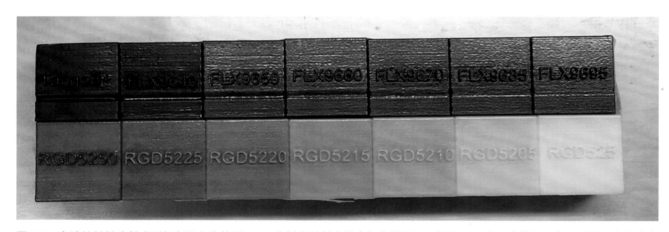

图 2.8 高端的材料喷射成型打印机允许使用 2～4 种树脂材料来混合打印模型。上图中，14 个立方体在一台双喷头打印机中完成，一个喷头装载了一种柔性的黑色材料（左上角的立方体是用 100% 的黑色材料打印的），另一个装载了一种坚硬的白色材料（右下角的立方体）。在黑色和白色立方体之间的立方体块使用数字混合技术（从每一种材料中选取不同的比例混合）打印，从而实现两种材料通过不同比例的混合制造出不同属性的模型，从黑色到白色，立方体柔韧性逐渐增加。

支撑或肿瘤等，每种结构都以用不同的颜色来呈现（图 2.7）。在某些高端打印机中，每个打印喷头中的材料也可以在打印过程中混合使用，因此就可以使用数十到数百种"数字"材料（即创建材料混合）打印单个模型（图 2.8）。这是通过打印过程中在特定位置控制每个喷头喷射出微滴的相对比例来实现的，这种方法就实现了不同喷头中不同材料的无缝混合。同时，这种方法也可以使用某些柔性材料，当其与固体材料以不同比例混合时，可用于实现不同级别的硬度和机械性能，硬度范围可以从柔软（橡胶状）到极硬/刚性。目前有多种型号的此类设备可使用具有短期组织相容性的材料打印手术工具和手术导板等。许多制造商使用这种技术生产的机器都是专门为口腔科牙齿铸型和种植导板制作而设计。最后，我们再次建议遵循制造商的规范，为模型进行适当的后处理、清洗和消毒等操作。

这种打印机的材料成本是最高的（约 300 美元 /kg），但是为了使用方便，均是以墨盒的形式提供。每个打印机制造商都会严格把控其所生产的墨盒，并会在墨盒中安装可仅供自家打印机读取的芯片进行识别。这样除了让打印机无法使用第三方墨盒外，存储在芯片上的截止日期也限制了过期材料的使用。这种 3D 打印机也有不同尺寸的平台，最大的为 100 cm × 80 cm × 50 cm。但这种技术的 3D 打印机打印速度较慢，比如打印一个骨盆需要 24～48 小时，这样，打印时间就成了其主要的不足之处。

2.1.2.3　黏合剂喷射成型技术

黏合剂喷射成型打印机在某些方面也类似于常见的喷墨打印机。打印头会扫描构建平台的 x–y 平面，在平台上铺有均匀的粉末，打印头在扫描过程中会将液体黏合剂按照当前打印层该物体的形状喷射到粉末层上，从而实现逐层打印，这些液体黏合剂可以选择性的将粉末沉积在构建平台的任何地方。许多这种类型的打印机可使用彩色喷头或彩色黏合剂，从而实现打印模型的整体色彩或只在表面呈现出不同的颜色。和纸质文档的打印类似，这种技术可以实现很大色彩范围的打印。这些颜色是通过混合多种不同颜色的黏合剂或在单色（通常为白色）黏合剂上混合不同颜色的油墨来实现的。每一层打印完成后，构建平台就下降一层的高度，然后

通过滚轴在打印平台上铺上一层薄薄的新的粉末层，然后进行新一层的喷涂。使用这样的调色方法可以使一个模型轻而易举地打印出成千上万种颜色，所以黏合剂喷射成型技术为多色模型的打印提供了经济实惠的选择。采用这种技术的商用打印机固有的局限性是不能打印半透明或柔性模型，而且打印的模型只能由一种粉末组成，通常使用石膏、陶瓷或者沙子。此外，这种技术下打印的模型表面较为粗糙，而且复杂的模型在完成后期处理前也比较易碎（图 2.9）。后处理环节包括先用真空吸尘器或高速空气喷枪清理模型，清除未黏结的粉末，然后用氰基丙烯酸酯、蜡、树脂或金属成分的渗透剂"浸润"模型。渗透剂的选择是由打印材料而决定的，同时它也决定了打印模型最终的强度。一般来说，对于以石膏粉末为主要材料打印的医学模型，用氰基丙烯酸盐浸润就可以达到足够的强度。对某些材料来说，用弹性纤维进行渗透后可以用来制造某种可变形（弹性）的模型。但由于粉末、黏合剂、渗透剂和可能的渗透深度都会对生物相容性产生影响，所以具有生物相容性的模型不太适合使用这种技术生产。不过，通过某些特定的渗透过程，打印的模型也可以获得较好的生物相容性。

黏合剂喷射成型工艺被广泛地应用于彩色解剖模型的打印（图 2.9）。新的软件还允许使用 DICOM 数据三维重建后，根据骨密度和血管数据

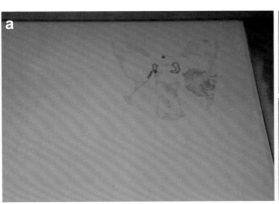
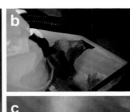
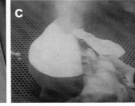
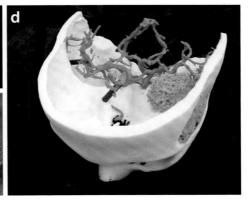

图 2.9　使用黏合剂喷射成型打印机制作的颅骨模型。图 a 示粉末床中部打印的模型层面可见彩色黏合剂。模型打印完成后，需要使用真空抽吸装置将模型从粉床中挖出（b），然后使用空气喷枪去除没有黏合的粉末（c）。图 d 示通过浸润渗透步骤后最终完成的打印模型。

对解剖部位进行相应的着色。这项技术的开发和普及是由两个重要的优势所驱动的。首先，与其他打印方式相比，黏合剂喷射成型的材料的成本相对较低，经渗透后的成本约每千克 150 美元；其次，这种打印方式不需要支撑结构，因为在制造过程中，模型是由填充在构建平台中未被黏结的粉末连续支撑的。这使得微细的悬空结构（如小的中空部件）也可以直接打印，但在粉末去除和模型清洗时要特别小心，因为这些粉末或砂状料在进行渗透之前通常是易碎的。因此，在取出打印模型时，必须非常小心，以确保那些小块不被损坏。在特殊情况下，也可以添加一些支撑结构，这样在去除粉末的过程中，模型较大的悬空部分不会因其自身重量太大而发生断裂。目前这种技术的打印机可用的最大构建平台约为 180 cm × 100 cm × 70 cm。该技术因其经济性、可靠性、快速性（例如，在大约 8 小时内打印完整的颅骨）、颜色能力及打印模型不需要复杂的支撑结构等诸多优点而被广泛应用于医学解剖模型的制作。

2.1.2.4 材料挤出成型技术

材料挤出技术也是大家常说的熔融沉积（FDM）技术，它是使用最广泛、最经济的 3D 打印技术，尤其是在很多非医疗应用领域。同时，由于它也是个人家用打印机中最常用的技术方式，使用面广泛，所以也被众多研究人员应用于医疗领域。由于能划入这一类型的打印机种类繁多，本章将主要关注那些商业用途的 FDM 3D 打印机。这种技术的原理是使用一个或多个加热的挤出头熔化热塑性塑料丝，并将其选择性地逐层沉积在打印实体对象的构建托盘上。挤出头和 / 或构建托盘在 x-y 平面中沿着打印软件预先计算的路径移动，从而有效地构建打印对象在每一层的轮廓和内部填充结构。材料一旦挤出到打印对象的特定位置，就会遇冷变硬。这种材料通常为长丝状的线轴，由送料电机将其送入挤出头而完成打印。

多种热塑性材料可供 FDM 打印机使用，其中包括 ABS、聚乳酸（PLA）塑料和有生物相容性聚醚酮（PEEK）等聚合材料，甚至还有一些金属材料。此外，一些具有生物相容性的热塑性材料也可应用，比如经伽马射线或环氧乙烷消毒后的 ABS 材料。另有一些特定的打印机倾向于使用与其硬件相匹配的特种材料。大部分家用的 FDM 打印机只有一个挤出头，也仅能允许打印过程中使用一种材料。对于这种低端打印机来说，支撑结构只能和主体结构使用相同的材料打印，这就会出现支撑结构难以拆除的问题。大多数医学模型使用这种打印机打印都会有些困难，因为医学模型中有很多复杂的悬空结构（如内脏主动脉分支），使用这种仅有一个挤出头的低端打印机就很容易出现因支撑结构添加不当而导致主体结构变形的问题。大部分商用打印机设计有可以专门用来打印支撑结构的第二个挤出头。打印这种支撑机构所使用的材料通常可以溶于热水或其他溶剂（如弱碱溶液），当然，这也取决于打印主体的材料，因为并不是所有的主体材料都允许使用可溶性材料添加支撑结构。有些时候，拥有多个挤出头的机器可以用来打印包含多种颜色和（或）材料的模型。通常来讲，FDM 打印机制作的模型质量不如其他技术，这既因为 FDM 打印层厚（约 250 μm）比其他打印技术更大，也因为通过连续挤出的细丝组成的各打印层之间的连接存在一定的空隙（图 2.10）。然而，现在一些新的 FDM 打印机也可以使用近 100 μm 的层厚进行打印以提高打印质量，这个厚度与上文提到的相关技术所能达到的厚度类似。尽管如此，使用 FDM 技术打印的模型对于模拟血管内的情况并不是最优的选择，特别是在打印的层厚较大时，这不仅由于粗糙的表面会影响模拟导管插入过程中的阻力，同时模型还需要使用适当的渗透剂来达到水密性，而这些过程都会影响我们对解剖模型的预期。

尽管如此，FDM 打印机由于其经济性和易用性，受到很多早期 3D 打印实验室的青睐。而且，FDM 打印的材料与其他技术相比，也更加坚固耐用，成本更是低于 100 美元 /kg。最大成型尺寸约为 91 cm × 61 cm × 91 cm 的大型 FDM 打印机在商

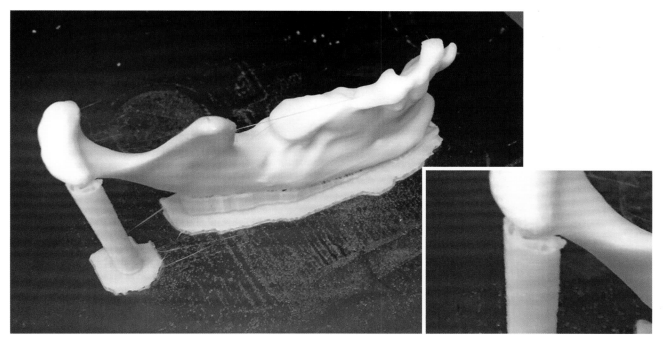

图 2.10　使用 FDM 打印机制作的半下颌骨 3D 模型。细节图显示了使用该技术打印的模型表面的典型条纹，因为它的层间分辨率通常比其他技术低，并且由于该技术是通过挤出细丝来逐层构建物体的，所以，层与层之间仅能实现部分黏结。

业上也比其他技术同等成型尺寸打印机更容易获得。一般来说，这种技术对于类似手术规划和模拟之类的解剖建模应用并不是最佳选择，除非骨科中用于骨骼模型的打印，因为与其他技术相比，使用 FDM 技术打印大块骨骼的成本更低，并且减少了后期处理的复杂过程，相对更加简便。然而，由于 FDM 技术打印材料的强度更高，所以个体化护具、支具等厂商可能更加喜欢这项技术。在未来，由于材料强度、生物相容性和成本的因素，我们希望 FDM 技术在打印针对患者的手术导板和手术工具方面发挥更多用处。最后补充一点，FDM 技术目前还在进行着多项技术的改进，以使其可以打印出更具有各向同性特征的部件。

2.1.2.5　粉床熔融技术

这种类型的 3D 打印技术包括选择性激光烧结（SLS）、直接金属激光烧结（DMLS）、选择性激光熔融（SLM）和电子束熔融（EBM）。这些技术通常使用大功率激光或电子束来熔融塑料、金属、陶瓷或玻璃等小颗粒，这些小颗粒以粉末的形式存在于托盘中。开始打印前，这种粉末通常会被预热到

低于材料熔点的温度。随后由打印机控制能量源，使其能够选择性地熔融或熔化粉末床表面的粉末。熔结一层后，粉床会降低一层的高度，然后用滚筒在上面铺设新的粉层，随后完成新一层的打印。就像黏合剂喷射成型技术一样，粉末床熔融技术中的非金属材料打印大多不需要支撑结构，因为模型总处于被未烧结粉末完全包裹和支撑的状态。然而，金属材料可能需要一些支架结构辅助其将热量从部件中迅速转移出去，同时在打印过程中减少膨胀。粉末床熔融打印机能够构建诸如细微晶格的三维几何图形，这对于制作能够促进骨组织长入的假体很有价值，而其他技术方法就很难做到这一点。

粉末床熔融技术被广泛应用于医学领域的 3D 打印，其中包括可植入假体、固定架、手术工具以及手术导板等（图 2.11）。具体来说，用于医学 3D 打印的材料是如尼龙、聚醚酮（PEKK）等聚合物以及钛、钴、铬合金等金属材料，由于它们具有生物相容性和可灭菌性，所以可以安全地植入体内。另外，令人兴奋的是，可打印生物可吸收材料的进展允许我们为患者定制个体化短期使用的工具，例

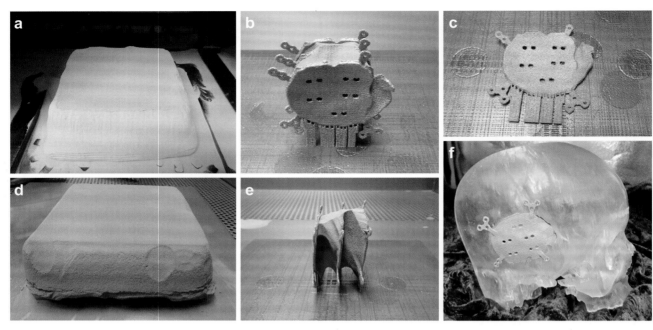

图 2.11　使用金属粉末床熔融打印机制作的模型，打印完成的模型是包裹在粉末中的（a、d）。从粉末中取出后（b、e），清洗颅骨板，并将其放置在患者颅骨模型上以确认是否合适（c、f）。

如骨折夹板（Morrison 等，2015）等。需要注意的是，我们所选择的打印材料可决定打印模型的实用性。例如，当需要制作一个用于术前规划的模型时，金属材料便不适合。金属打印的部件主要用于植入假体、手术导向装置以及手术工具等。尼龙材料制作的模型用途广泛，因其具有良好的机械性能和耐热性，在使用手术器械进行钻孔或锯切时不会发生熔化。然而，大多数粉末床熔融打印机的精度都低于光固化技术和材料喷射技术。

粉末床熔融技术的材料成本超过 200 美元 / kg，有些金属材料成本超过 400 美元 /kg。该技术的主要限速环节主要是机器的热循环和模型的后处理（图 2.11）。大部分这类机器都需要预热到一定温度才能够开始打印，而且打印完成后，需要进行冷却才能将打印部件从机器中取出。而其所需的后处理程序也高度依赖于其使用的技术方式和材料类型。比如，金属材料需要热硬化 / 残余应力松弛等过程。金属打印的部件从打印机平台取出后可能仍需要使用 CNC 数控车床进行铣削来实现表面的抛光和光顺处理。在医疗模型上使用这种技术时，最大的障碍之一就是难以确保残留在打印模型空腔中

的未烧结粉末不会影响生物相容性和灭菌的完全性，特别是残存在一些细小网格结构中的粉末（Di Prima 等，2016）。

2.1.2.6　其他打印技术

本节还将讨论目前在医学 3D 打印应用中还没有涉及的另外三种技术。第一种是由惠普公司发明的一种新技术，称为多射流融合技术。该技术集合了粉末床熔融和黏结剂喷射技术的特点，它将融合剂和阻黏剂喷到粉末床上，通过能量（热）激活来融合（而不是结合）粉末原料。这种技术可以实现多色打印以及超常的结构强度，同时可以在打印部件内部制作精细的纹理。这项技术似乎已经应用于医学建模，但直到写这部专著前，其打印机也未正式商业发布。

另外两种打印技术，薄板层压技术和定向能沉积技术在医学领域的应用较为有限。薄板层压技术是一种廉价的 3D 打印方法，它主要是通过将纸、金属或塑料薄膜黏合在一起实现 3D 打印。它首先将每张纸通过卷或拉的方式铺到构建托盘上，然后用刀或激光刀在被打印对象的层上切割出打印对象的形状轮廓，最后在各层之间涂上胶水和（或）进

行热处理，使之与前一层黏合而成。我们可以通过预先给纸张材料涂上颜色而实现为打印部件上色。后期处理包括去除多余的材料，手工剥离打印模型中不应存在的几何形状等。这对于制作复杂的解剖模型来说很难实现，或者说不可能实现，比如制作空腔结构或血管等环绕的曲折结构。然而，在一些只需要评估骨骼外表面形状的骨科应用中，这种薄板层压技术打印可能是比较经济的一种选择。对于纸质模型来说，也需要进行渗透密封或蜡封等额外的后处理过程。虽然这种技术通常比其他方法便宜，但打印和后处理时间可能很长。最后，定向能沉积技术是直接将材料定向沉积到高能能源的位置，同时熔化/熔融而实现 3D 打印。该技术结合了材料挤出技术和粉末床熔融（激光或电子束）的技术特点，并可进行金属材料打印。这项技术的最大优势在于它可为已有的模型进行添加或修复处理，但这个功能在医疗应用的场景中使用较少。

2.1.3　3D 打印机的分辨率、精度和可重复性

总的来说，3D 打印机在 3 个轴向上所能达到的最高精度约为 0.05～0.1 mm，这个分辨率较大多数临床影像设备所输出的图片分辨率要高。对于 3D 打印机来说，z 轴分辨率（即层厚）也是文献中最常说的打印机"分辨率"，通常与 x-y 平面分辨率分开考虑。大多数打印机的层厚是可供用户选择的，这与医学成像系统中的切片厚度类似，医学成像协议中切片厚度会直接影响扫描时间，同样的，打印时层厚的选择也会直接影响打印的时间。如果选择的层厚越薄，打印头或能源输出装置将相对打印更多的层数，这样打印过程也就相对需要更长的时间。由于层厚会直接影响打印时间，所以层厚常被作为一台 3D 打印机分辨率的重要参数。但值得注意的是，目前大多数打印机可打印的层厚小于大多数医学 CT 所输出的层厚。材料挤出型打印机打印层厚一般为 0.1～0.4 mm，凹槽光固化打印机层厚为 0.02～0.2 mm，材料喷射成型打印机

层厚可薄至 16 μm，黏结剂喷射打印机层厚一般为 0.05～0.1 mm。当然，也并不像医学成像系统那样切片厚度可以设置到任意大，对于 3D 打印机来说，层厚是有一个上限的。而这个上限很可能取决于所选用的材料。例如，对于使用颜料着色的树脂和透明树脂材料来说，激光所能穿透的深度并不相同，而且每一种材料激光所能穿透的深度都有一定限制。虽然 SLA 打印机的激光功率可根据使用的树脂材料进行自动调整，但也有一些限制，例如，透明树脂允许的最大层厚为 0.2 mm，有色树脂允许的最大层厚为 0.1 mm。其他技术也存在类似的影响，比如在黏合剂喷射打印中，所喷射的黏合剂能够渗透粉末的厚度。

大多数 3D 打印机在 x、y 轴上有一个固定的分辨率，但在文献中体现的不多，在此需要对设备规格进行一番解释。在 SLA 和 SLS 打印机中，x-y 平面的分辨率是由激光束光斑大小（直径）决定的，对于大多数商业系统，光斑大小大约为 0.1～0.2 mm。对于 DLP 打印机来说，是由其投影仪的分辨率、镜头和构建平台大小决定的。一种用来表示 DLP 打印机分辨率的方法是每英寸点数（即 dpi），dpi 越高，打印机的 x-y 平面分辨率越好。一台 800 dpi 的打印机打印 1 英寸（25.4 mm）的长度会由 800 个单独控制的打印源点（例如，单独的打印头或能源点）来完成。因此，这款打印机的平面"分辨率"为 0.031 75 mm。dpi 也通常用于体现黏结剂喷射和材料喷射打印机的分辨率，这两种打印机的分辨率通常在 600～1 200 dpi。

重要的是，尽管上面提到的打印机分辨率很高，但模型的尺寸小于 0.3 mm 通常是无法打印的（George 等，2017a）。可以成功打印的最小特征尺寸取决于打印技术的种类，而且仅部分取决于打印机的平面分辨率。例如，对于 SLA 打印机来说，最小特征尺寸大约是激光光斑尺寸（x-y 分辨率）的 1.5 倍。对于材料和黏合剂喷射打印机来说，因为喷射出的液滴具有不同的尺寸公差和扩展特性，所以受这些特性的影响，其最小特征尺寸要超过规

定的打印机 dpi。对于这两种技术，制造商均会指定最小的成形特征尺寸，通常为 0.1 ～ 0.3 mm。

分辨率是一台 3D 打印机能复制模型的最小尺度，也是影响精度的唯一因素。当然，模型只能精确到打印机在 3 个轴（通常是 z 轴的层厚）中每个轴的最低分辨率，与预期的医学模型相比，使用 0.4 mm 层厚的打印机打印的模型不能精确到 0.4 mm 以下。与分辨率相比，精度是指打印对象的尺寸与预期尺寸之间的一致程度，预期尺寸即是存储在 STL 文件中的数字对象的具体尺寸（Liacouras，2017）。遗憾的是，3D 打印医学模型的准确性和可重复性迄今尚未得到彻底的研究。第 11 章将进一步讨论 3D 打印的准确性、可重复性和医学 3D 打印的质量问题。

2.2 3D 打印的材料

对于大多数 3D 打印机制造商和大多数 3D 打印机来说，每台机器都会有第三方提供不同的材料选择。这些材料可以根据不同的需求来制订，例如，适用于低成本的原型设计、适用于制作具有一定强度的工具、不同的颜色需求以及具有生物相容性等。许多打印材料已经通过了美国药典（USP）第 Ⅵ 类或国际标准组织（ISO）10993 体内最小生物反应水平的测试（FDA，2016）。一般来说，对于医学模型打印，这些具有组织相容性的材料可能是首选的，但对于用来做手术规划、教学或者医患沟通而言，这些材料并不是必需的。然而，手术导板和手术工具则需要使用符合这些标准的材料进行打印。一些诸如钛、钴铬合金材料可以用来打印金属植入物或植入人体的部件，尼龙材料可以用来制作手术导板等。这些材料主要使用粉末床熔融技术

打印，很少能够使用材料挤出技术完成。许多打印材料可以消毒以后在术中使用。所选取的灭菌技术取决于材料本身，可能是蒸汽灭菌、化学灭菌或辐照灭菌（Mitsouras 等，2015）。目前，3D 打印机和材料制造商一般会对合适的材料提出建议的灭菌方法。一般来说，打印的导板和植入物需要环氧乙烷或其他非热的形式灭菌，如伽马辐射等，而金属和一些尼龙材料则可以承受高压蒸汽灭菌。

2.3 总结

迄今为止，医学研究人员和临床医生对基本的 3D 打印技术的接触和了解有限。但这种情况正在迅速发生着改变，许多外科和放射学医生已经开始建立自己的 3D 打印实验室。了解各种 3D 打印技术的特点和局限性是成功涉足和进军医学 3D 打印领域的关键。

如本章所示，每一种打印机技术都可能有自己最佳的应用。因此，在某个机构决定投资大量资金购买 3D 打印机之前，确定他们需要的重点是什么将是非常有用的。到目前为止，对一台 3D 打印机进行正确的操作和维护仍需要一个有经验的人员手动操作。其他需要考虑的地方还包括用来生成 STL 模型的影像处理软件，可以进行 3D 数字模型处理、打印前模型优化以及外科手术规划模型设计的计算机辅助设计软件等。这些都是巨大的投资，也需要额外训练有素的操作人员。

3D 打印技术在医学上的潜在应用可能会受到人们想象力的限制。然而，想象只是成功实施的一个方面。跨学科的交流合作，知识的互换，以及对先进技术的掌握，对于医学 3D 打印的成功实施，为患者提供更加专业的医疗服务是至关重要的。

参·考·文·献

[1] Chepelev L, Giannopoulos AA, Tang A, Mitsouras D, Rybicki FJ. Medical 3D printing: methods to standardize terminology and report trends. 3D Print Med. 2017; 3: 4.

[2] Di Prima M, Coburn J, Hwang D, Kelly J, Khairuzzaman A, Ricles L. Additively manufactured medical products – the FDA perspective. 3D Print Med. 2016; 2: 1.

[3] Fishman EK, Drebin B, Magid D, et al. Volumetric rendering techniques: applications for three-dimensional imaging of the hip. Radiology. 1987; 163(3): 737–8.

[4] George E, Liacouras, G. E, Rybicki FJ, Mitsouras D. Measuring and establishing the accuracy & reproducibility of 3D-printed medical models. Radiographics. 2017a; doi: 10.1148/rg.2017160165.

[5] George E, Liacouras P, Lee TC, Mitsouras D. 3D-printed patient-specific models for CT- and MRI-guided procedure planning. Am J Neuroradiol. 2017b; doi: 10.3174/ajnr.A5189.

[6] Giannopoulos AA, Steigner ML, George E, et al. Cardiothoracic applications of 3-dimensional printing. J Thorac Imaging. 2016; 31(5): 253–72.

[7] Guenette JP, Himes N, Giannopoulos AA, Kelil T, Mitsouras D, Lee TC. Computer-based vertebral tumor cryoablation planning and procedure simulation involving two cases using MRI-visible 3D printing and advanced visualization. Am J Roentgenol. 2016; 207(5): 1128–31.

[8] Hiller J, Lipson H. STL 2.0: a proposal for a universal multi-material Additive Manufacturing File format. Proc Solid Freeform Fabrication Symposium (SFF'09), Austin, Texas 2009; p. 266–78.

[9] Huang Y, Leu MC. NSF Additive Manufacturing Workshop Report. NSF workshop on frontiers of additive manufacturing research and education. Arlington, VA: University of Florida Center for Manufacturing Innovation; 2013.

[10] ISO 17296-2: 2015. Additive manufacturing – general principles – Part 2: Overview of process categories and feedstock. Geneva: International Organization for Standardization; 2015.

[11] ISO/ASTM52915–16. Standard specification for additive manufacturing file format (AMF) version 1.2. Book of standards. West Conshohocken, PA: ASTM International; 2016.

[12] Mayer R, Liacouras P, Thomas A, Kang M, Lin L, Simone CB II. 3D printer generated thorax phantom with mobile tumor for radiation dosimetry. Rev Sci Instrum. 2015; 86(7): 074301.

[13] Mitsouras D, Liacouras P, Imanzadeh A, et al. Medical 3D printing for the radiologist. Radiographics. 2015; 35(7): 1965–88.

[14] Mitsouras D, Lee TC, Liacouras P, et al. Three-dimensional printing of MRI-visible phantoms and MR image-guided therapy simulation. Magn Reson Med. 2017; 77(2): 613–22.

[15] Morrison RJ, Hollister SJ, Niedner MF, et al. Mitigation of tracheobronchomalacia with 3D-printed personalized medical devices in pediatric patients. Sci Transl Med. 2015; 7(285): 285ra64.

[16] Rubin GD, Dake MD, Napel SA, McDonnell CH, Jeffrey RB Jr. Three-dimensional spiral CT angiography of the abdomen: initial clinical experience. Radiology. 1993; 186(1): 147–52.

[17] Tumbleston JR, Shirvanyants D, Ermoshkin N, et al. Additive manufacturing. Continuous liquid interface production of 3D objects. Science. 2015; 347(6228): 1349–52.

[18] U.S. Department of Health and Human Services—Food and Drug Administration Center for Devices and Radiological Health. Use of International Standard ISO 10993-1, "Biological evaluation of medical devices-Part 1: Evaluation and testing within a risk management process". Washington DC: U.S. Department of Health and Human Services; 2016.

第 3 章

DICOM 影像数据的后处理

Andreas A. Giannopoulos and Todd Pietila

3.1 引言

3D 打印解剖和病理模型均要从获取三维影像数据开始，我们需要从有足够对比度 / 信号强度的影像数据中分离出要打印的三维模型（Mitsouras 等，2015）。打印一个 3D 医学模型需要多个步骤，总体可归纳为三步，即获取医学影像、影像数据后处理和打印制作。医学数字成像与数字（DICOM）影像数据的后处理是实现为特定患者打印模型和制作个体化器具的必要步骤。该工作流程的要求与传统的影像后处理技术不同，因为它最终需要生成与 3D 打印机相兼容的文件格式。

实际的 3D 打印过程是指基于数字文件利用 3D 打印机提取并制造有形实体。这通常是将打印材料一层一层地沉积，然后融合形成最终的三维实物。增材制造（AM）、快速成型（RP）、增材构建（AF）等都是 3D 打印的代名词。根据美国材料试验协会（ASTM）的最新分类，3D 打印技术主要有 7 种（ASTM，2014；Huang 和 Leu，2013）。尽管这些技术之间都有相似之处，但它们在速度、成本和产品分辨率等方面均有所不同，这些内容在第 2 章中已有详细讲解。

从 DICOM 图像到 3D 打印的实体代表了 3D 可视化技术的自然进展。而由于 DICOM 图像文件不能直接用于 3D 打印，所以对 DICOM 图像的进一步处理是很必要的。总体来讲，这些步骤包括图像分割、STL 文件生成和进一步 CAD 处理以对模型进行优化或设计相关部件等，然后进行模型的质量检测和文件修复（图 3.1）。

在整个过程中不同阶段所做的处理由以下几个因素决定，其中包括所采用的成像方式、所构建的三维模型以及最终 3D 打印模型的预期用途。医学影像学专业人员可能熟悉一些初始的后处理步骤，因为这些步骤与他们在医疗上常用于影像处理的 3D 可视化工具具有一些相似的地方。然而，将影像数据连接到 3D 打印机则需要一套额外的步骤来进行模型的优化和适当的 3D 渲染操作，并为 3D 打印做好最终准备。

通常，使用 DICOM 影像数据进行 3D 打印首先需要确定目标区域（ROI），然后对所需组织结构进行精确的分割，随后创建并优化这些 ROI 所重建出来的 STL 模型。这个模型优化的步骤对于放射

A. Giannopoulos, M.D. (✉)
Cardiac Imaging, Department of Nuclear Medicine, University Hospital Zurich, Raemistrasse 100, 8091 Zurich, Switzerland
Applied Imaging Science Lab, Radiology Department, Brigham and Women's Hospital, Harvard Medical School, 75 Francis Street, MA 02115 Boston, USA
e-mail: andgiannop@hotmail.com

T. Pietila, B.Sc.
Materialise USA, 44650 Helm Court, Plymouth, MI 48170, USA

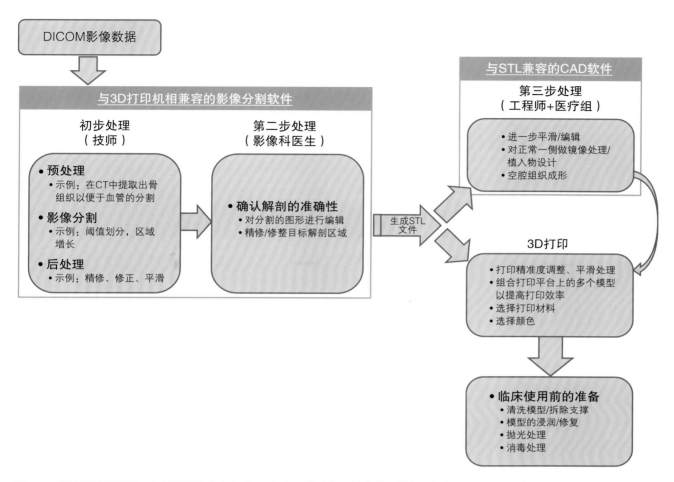

图 3.1　该流程图展示了一个以影像学为中心的 3D 打印工作流程。首先使用兼容的软件对 DICOM 影像数据进行图像分割，经放射科医生审查后生成 STL 文件。STL 文件中的解剖模型可以进行 3D 打印或使用兼容的 CAD 软件进行进一步的操作。例如，设计假肢或生成支撑平台来固定这些部件等。在临床使用前，需要对 3D 打印模型进行最后的修复（如清洗和灭菌）。本图转载得到 Mitsouras 等的许可（Radiographics，2015）。

科医生来说是未接触过的内容，这通常需要专门的软件和工程方面的专业技术。并且操作人员还必须根据源图像仔细检查最终的 STL 模型，以保证其质量和准确性。目前也有很多免费的商业软件可以实现这些步骤，即通过影像数据阈值分割生成 STL 文件和基于 CAD 的 STL 模型处理操作等。比如可用于第一步的 Vitrea（Vital Images, Inc., Minnetonka, MN）和 OsiriX（Pixmeo, Geneva, Switzerland）以及处理 STL 模型的 Geomagic Freeform（3D Systems, Rock Hill, NC）或 Meshmixer（Autodesk, Inc., San Rafael, CA）等。虽然这是两类不同的软件，但仍有医学 3D 打印软件的套件将两者合二为一，如 Mimics 创新套件（Materialise, Leuven, Belgium）和

Mimics inPrint（Materialise, Leuven, Belgium），它们提供了一种结合 DICOM 图像处理和数字 CAD 处理的一体化解决方案。

3.2　影像的分割提取

用于医学 3D 打印的影像数据采集通常为高分辨率的横断面成像，最常使用 CT 数据（Mitsouras 等，2015；Greil 等，2007；Schmauss 等，2015）和 MRI 数据（Greil 等，2007；Yoo 等，2016）。最近，也有使用三维经胸超声心动图（TTE）和经食管超声心动图（TEE）等超声影像数据完成报道（Mahmood 等，2015；Olivieri 等，2015）。此外，

螺旋数字减影血管造影或三维螺旋血管造影的影像数据也有被采用的报道（Frolich 等，2016；Ionita 等，2011；Poterucha 等，2014）。另有实例证明，我们可以使用多种影像方法获取数据创建一个混合的 3D 打印模型，例如结合 CT 和 TEE 的数据合成一套具有心脏结构和瓣膜形态的三维模型（Gosnell 等，2016）。

利用完善的"打印前"计划选择影像获取方式和采集影像数据，并根据实际需求设定影像获取的相关参数可以有效增加打印模型的准确性和易操作性，因为影像图像的质量与打印模型的质量有着最直接的关系。通过在数据获取时优化空间和时间分辨率，对目标结构区域进行适当的对比度调整才可以制作出最高质量的模型，并进行最有效率的数据处理（图 3.2）。

总体来说，越薄的影像断层（例如报道中常用的 0.5～1.25 mm 薄层用于心脏 3D 打印）（Jacobs 等，2008）就越能提高重建模型的分辨率，也越容易获得更加精细的解剖结构。但在实际操作中也并不总是推荐非常薄的断层影像，因为这可能导致后续数据处理变得更加烦琐。同样重要的是我们还需要选择适当的影像重建技术才能获得预期的三维重建效果。比如选择适宜的重建方法：平滑模式生成

的图像噪声较低，但空间分辨率也低；锐化模式生成的图像空间分辨率较高，但噪声较大（Flohr 等，2007；Matsumoto 等，2015）。在获得合适的分辨率和品质的图像后，对这些 DICOM 图像进行分割并提取三维模型是制作患者个体化 3D 打印模型的第一步。

有许多软件程序和算法可以进行三维图像的分割，这些程序和算法通常可以针对特定的影像协议进行解剖重建。对软件程序来说，目标区域的分割可以是自动的，也可以是手动的，或者更常见的是半自动方式，即将自动分割的初始步骤与手动修正相结合使用（图 3.3）。

自动算法包括阈值分割、边缘检测和区域增长等。阈值分割法是一种被广泛使用的技术方法，它可根据组织影像上的灰度值范围来选择目标组织中的体素（Mitsouras 等，2015）。因为骨组织的 CT 值比周围结构高（对比度更大），所以这种技术可以满足从 CT 影像中分割提取骨组织的要求，但是对于分割其他组织来说，我们往往还需要更复杂的算法，如动态阈值范围调整法，尤其是在处理 MRI 这种像素灰度值和组织密度并不相关的影像资料时。此外，常见的成像伪影也需要进行处理和人工校正。例如，由于 CT 影像中的

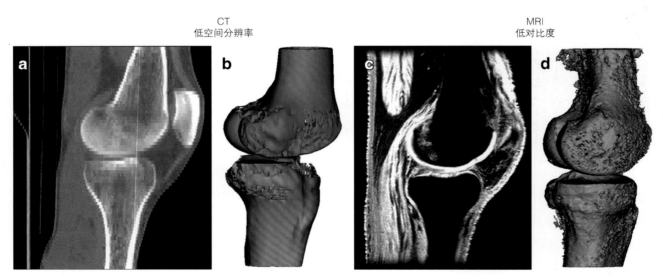

图 3.2　用于生成 3D 打印文件的原始影像数据质量较差的示例。图 a 和 b 显示了以 3 mm 层厚扫描的 CT 数据进行重建后的股骨和胫骨的 STL 文件，可见因层厚较大导致了重建模型的分辨率降低和部分数据的丢失。图 c 和 d 显示了来源于 T2 加权 MRI 的股骨和胫骨的 STL 文件，可见因骨和周围软组织之间的对比度较低导致重建模型的粗糙。

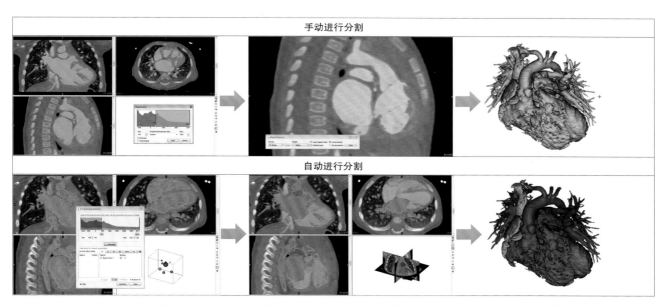

图 3.3　双出口右心室重建过程中手动与自动分割的示例。上图显示了手动分割的过程，包括阈值划分、区域增长和生成包括整个心脏和大血管的单个 STL 文件。下图展示了同一组数据进行自动化分割的方法，使用自动算法进行阈值划分，分离心腔和大血管，并提供一个整体的 STL 模型。

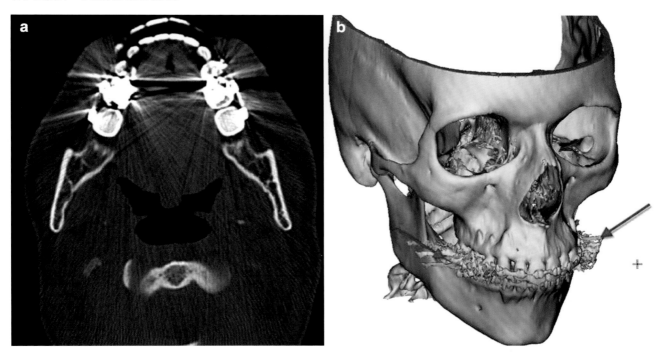

图 3.4　a、b. 图为 CT 影像中金属在体内形成的条纹伪影，通常我们需要手动分割处理来消除伪影的影响才能生成准确的 3D 重建模型。

噪声或射束硬化，增强血管腔的一部分可能位于常用的增强后血液 CT 值范围之外。如果不进行动态区域生长或孔洞填充，打印出的模型可能会包含真实解剖结构中并不存在的孔洞。还有一种"包裹"的分割方法可适用于这种情况。我们可以使用包裹的方法填补解剖上的空隙，例如将骨松质的空隙进行填充，忽略这些细微的解剖结构，从而制作一个更简单的实体模型（Harrysson 等，2007；Kozakiewicz 等，2009）。此外，来自体内植入物或牙体填充物中的金属也会造成影像上的条纹伪影，这对自动分割处理来说也是一个挑战（图 3.4）。

区域选择（也称为区域增长）是一个实用的第二步操作，它可以用来确定分割的体素是否属于要 3D 打印的"单个或多个"部分。区域增长工具通常会减轻下一个步骤的负担，否则我们需要手工编辑围绕在重建模型周边的体素，这包括手工处理要重建组织的边界以及手工擦除、组合、修改模型等操作。

重要的是我们要认识到，如果一个 3D 打印模型不能够明确体现有关组织结构的信息，则可能存在以下两方面原因。其一在于选取的影像获取方式中没有办法明确显示该组织，其二在于该组织与相邻组织在信号强度或灰度上没有足够的差异。例如，由于在标准 CT 上不能清楚地显示出神经组织，因此，要建立一个三维模型来显示臂丛和肺上沟肿瘤之间的关系是非常困难的。当这些组织难以从影像上分割出来时，我们可以通过添加一些几何体（例如样条）来表示神经和血管的走行。我们也可以融合多种成像方法获取的影像数据来构建一个模型，例如骨骼和血管系统可以在增强 CT 上显示出来，而神经系统可以在臂丛 MRI 上显示出来，那么，我们就可以对这两组模型进行拼合而构造一套复杂的模型。

一个良好的影像分割提取过程就是将影像中所见的只与最终目标相关的信息准确传达给临床医生。例如，在一个胸壁肿瘤的案例中，除了肿瘤本身以外，还需要打印胸腔与之相邻的部分和血供的情况，但不需要手术区域之外的纵隔和肺组织，因为这些组织不会影响手术操作。强调这一点是很有必要的，不仅因为影像分割提取是一项非常耗时费力的工作，同时还因为该模型的有效性和临床价值正取决于它能够快速传达相关临床信息的能力。因此，虽然前纵隔肿瘤模型可以包含整个胸腔和胸椎，但由此建立的模型可能难以清晰地显示肿瘤组织，也难以理解肿瘤与更重要的纵隔结构之间的关系，所以在制作模型时要做出一定取舍。在这方面，复杂模型的 3D 打印目前也需要一项艺术性的工作，因为对任何一个特

定的模型都没有一个明确的方案可以确定什么组织是有用的。所以，我们未来的工作应该致力于优化这种新模式下的取舍方法。

3.3　生成 STL 文件

在二维断层的影像数据按照重建组织的边界进行分割提取后，每个层面分割出的数据经纵向堆叠，会形成一个三维的容积模型，下一步就是把逐层分割出来的数据进行组合，进而形成一个三维的封闭曲面，这个曲面就是整个模型的壳。而这个壳是由小三角面片组成的表面网格，并且以 STL 文件的形式进行存储。STL 文件格式对于 3D 打印机就像 DICOM 格式对于影像工作站一样。工作站软件知道如何解释存储在 DICOM 文件中的信号值，以便在监视器上以图像的形式显示它们。同样，3D 打印机驱动程序知道如何解释 STL 文件中的三角网格，从而制造它们所表达的物理对象。

图 3.5 描绘了生成 STL 模型的过程。

对 DICOM 图像进行分割后，体素数据必须转换为可被数字 CAD 软件和 3D 打印机识别的三维表面文件。这其中有许多图像分割软件可将分割后的体素图像转换为曲面文件，最常用的是使用移动立方体算法。大多数软件包会根据插值和模式识别等算法生成可打印的三维 STL 表面模型，这些算法会保留模型的解剖特征。理解这个步骤最简单的方法如下：选择一部分目标区域，然后选取这些区域的体素构成一个三维表面体。将该曲面转换为 STL 模型时可以使用任意数量的三角面片来适应这个曲面；但是面片太少会破坏 3D 打印模型的解剖特征，太多的话，如果分割后的表面不够光滑，则会导致模型表面产生不必要的粗糙（图 3.6）。根据我们的经验，基于 STL 的模型一旦超过某些常见模型给定的三角面片数量范围，就不会给我们带来任何好处（Mitsouras 等，2015）（表 3.1）。

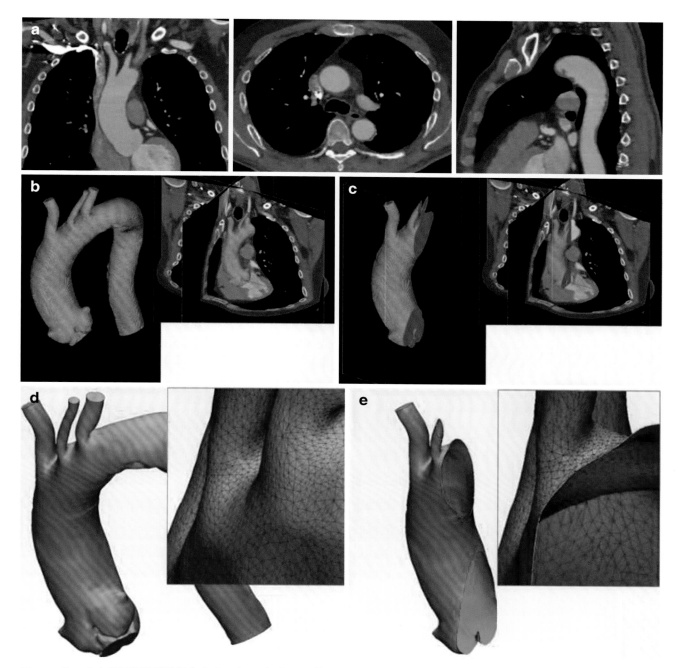

图 3.5　从一个容积医学图像数据集生成一个 3D 打印 STL 模型的过程。主动脉和主动脉弓血管首先通过增强 CT 分割出来（a）。分割后的图像体素可识别被血液占据的空间区域，反过来，这个区域会被一套独立的体素所填充（b）。如果对模型区域进行切割，会显露出被分割后的容积模型内部的体素（c）。一个可以被 3D 打印的 STL 模型是由多个三角面片组成的表面，这些小三角面片包裹了所有被分割后的体素（图 d 中红色显示，细节可见整个面由独立的三角形组成）。切割这个表面显露这些三角形的内表面（图 e 中绿色显示，模型内表面可见独立三角形轮廓）。本图在此使用经 Giannopoulos 等许可（J Thor Imag. 2016）。

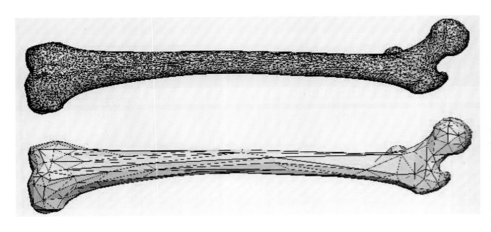

图 3.6 此为从一套容积医学图像数据集生成的股骨 STL 模型。上图为用更多的三角面片重建股骨，从而保留更多的细节。下图中股骨重建使用的三角面片太少，从而生成了一个形态不完整、不准确的三维模型。

表 3.1 对不同解剖部位的 3D 打印模型推荐使用的三角面片数量

解 剖 模 型	最大三角面片数量[a]
颅骨	600 000
面部	450 000
下颌骨	200 000
股骨	300 000
全脊柱	850 000

注： 本表在此使用经 Mitsouras 等许可（Mitsouras et al. Radiographics. 2015）。[a] 更高质量、更精细的模型（如血管等）需要更多的三角面片数量。

3.4 电脑辅助设计（CAD）软件

虽然大多数三维可视化软件都具有保存和处理分割后的表面并将其导出为 STL 文件的能力，但对于大多数专业的医疗应用软件来说，由于影像数据分割提取环节不够完美，会导致 STL 文件的转换差强人意。举一个简单的例子，我们对一个冠脉 CT 血管造影数据进行分割，冠脉区域的连续断层部分是我们的目标区域，这些目标区域的合集可以拼合成一个容积模型，然而这个模型并不能用来打印，因为它是一个开放的模型，而非"水密模型"。我们的意思是，对于 3D 打印机来说，如果分割的血管末端或其他部位出现任何形式的不完整、不封闭状态（例如，分支血管），那这个模型表面就没有物理意义，它也不能进行

打印，因为它没有将模型的内部空间进行完整的包围，不能达到"水密"状态。这里的将开放的模型进行"封闭"的环节就是将"STL 模型优化"并进行 3D 打印处理的一个例子。

其他操作还包括模型差错部位的修复，如孔洞（如三角面片之间的间隙）、反向法线（定义要打印表面的内部和外部），以及模型的局部和（或）全局的平滑处理等。在此步骤中，还可以进行一些附加部件的设计，例如，个体化植入物的设计，或添加支撑部件以将打印的模型固定在适当的位置。这些多样化的选择和处理让 3D 打印医学模型比 3D 可视化更有优势。

3.5 模型优化和 CAD 设计

由于传统的参数化 CAD 软件无法处理复杂的解剖模型，因此需要设计专门用于处理基于几何网格的 CAD 软件。其中必要的 CAD 功能和工作流将根据具体情况和模型的预期用途而有所不同。这包括添加固定部件，将模型整合到一些测试或仿真环境中，切割解剖模型以实现器官内部可视化，虚拟规划以及定制部件或工具的设计等。

对 3D 模型文件的优化通常需要如下操作，如切割、平滑、添加连接支撑、设计支架以将模型按照解剖关系进行摆放或与现有的测试设备相匹配等（图 3.7）（Friedman 等，2016）。

例如，在模拟复杂的先天性心脏病病例时，

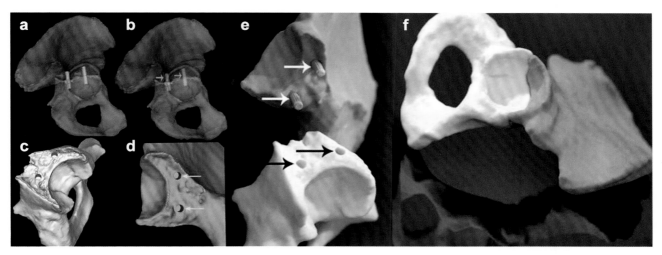

图 3.7　对髋臼横行骨折模型上、下块的 CAD 模型操作示例。图 a～d 展示了 CAD 建模的过程，图 e 和图 f 展示了实际打印的模型。a、b. 彩色的柱状模型（红色箭头）比销子直径大 0.5 mm，在骨折上下部分平行放置，然后使用布尔运算从骨折的两部分"壳"体中减去两个柱状模型的部分（b 图中标注的孔洞位置，蓝色箭头）。c、d. 这可以在最终打印好的模型上出现两个空心圆柱体凹陷（黄色箭头），我们可以使用销子连接两部分模型的凹陷部分形成一个压配模型，这可以方便用户多次分离并连接两部分，就像拼积木一样，可以将骨折的每一部分当作单独个体进行观察。e、f. 该图展示了通过虚拟 CAD 操作在模型中创建的孔洞（黑色箭头），我们使用两枚销钉紧紧插入孔中（白色箭头），使两个部件保持在一起（f），但仍可以分开。此图使用经 Friedman 等许可（Friedman et al. Skeletal Radiol，2016）。

外科医生常常希望看到心脏内部复杂的解剖结构（Giannopoulos 等，2015）。为了实现这一可视化，我们必须虚拟地切开心脏暴露这些需要的解剖窗口。另外，在构建多器官系统模型时，相邻器官之间往往存在一定的间隙，为了在打印后将这些器官保持在合适的相对位置，我们可以使用 CAD 软件添加连接支架辅助维持其位置关系。使用 CAD 软件优化解剖模型的另一个目的是可以使制作的模型与现有测试设备或实验夹具相匹配。例如，使用 3D 打印模型模拟血管内手术操作可以预先选取适合患者的工具和操作方法。而这些血管模型通常会被插入流体泵或放置在导管实验室的透视环境下。为了将模型插入流体泵或正确地放置在实验台上，除了设计打印一个固定底板外，还需要添加入口 / 出口的连接器从而正确地模拟血管的解剖结构。

用三维空间，实现精确操作。同时，也有一些专门的软件工具通过对重建的解剖模型进行各种操作来进行手术规划并模拟手术结果。这使得临床医生可以进行虚拟截骨和重新摆放骨头位置或确定最佳的钢板摆放位置（图 3.8）。这些工作通常会与临床工程师合作完成，以便设计制作个体化定制的切割或钻孔导向装置，从而按照手术的事先规划精准完成手术。

当现有的规格化植入物不能匹配患者的需求时，使用 3D 打印技术来设计并制造个体化医疗植入物就有了重要的价值。在这一步中，CAD 设计软件是必不可少的工具，它可以设计一个特定的装置来拟合患者的解剖并进行重建。实际上这已经在定制颅骨补片、关节置换、可植入气管夹板中得到了应用。

3.6　虚拟手术规划

虚拟手术规划目前已经变得很普遍，在某些临床应用方面如牙科、颌面外科和矫形外科已成为金标准。使用三维重建模型进行手术规划能够充分利

3.7　模型质量

当一个 3D 模型有预期的用途如规划或执行某种特定操作时，我们应该在软件建模的过程中增加额外的质量控制环节。因为模型处理是一个多步骤

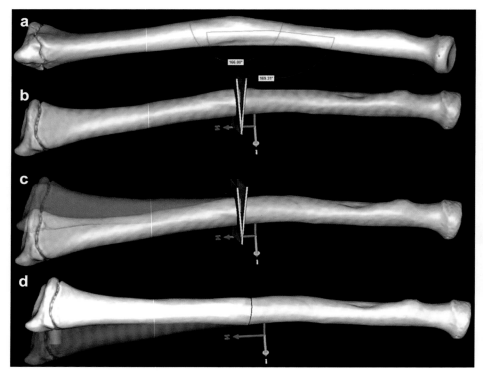

图 3.8 虚拟手术。该图展示了一个桡骨骨折畸形愈合虚拟复位的过程。沿 3D 模型表面测量并标注骨折畸形的角度（a），以合适的角度制作虚拟切割对象（b），然后对桡骨的成角畸形进行虚拟复位（c），最终的建议方案如图 d 所示。这可以帮助外科医生解决截骨角度的问题。同时还可以制作截骨辅助工具供外科医生在术中使用，从而避免徒手截骨导致的角度偏差。此图使用经 Friedman 等许可（Friedman et al. Skeletal Radiol，2016）。

的结果，所以在整个数据处理过程中会出现一些错误并可能逐步放大。这可能包括解剖学的过度平滑（图 3.9）、相关结构的去除，以及软件之间的缩放误差等。

实践过程中，在打印前验证模型文件的准确性是非常重要的。我们可以主观地将 3D 模型覆盖到 DICOM 断层图像上，然后在相关区域对模型的准确性进行可视化验证。另外，对于需要在一个构建平台上同时打印多个模型的打印中心来说，模型的可追溯性也很重要。我们可以通过在 3D 模型上添加唯一标识符号来标记，从而确保将正确的模型交付给医生和患者。

3.8 3D 打印前的准备

在电脑中重建的模型质量并不等同于其打印后的效果，也并不代表其直接就可以用来打印。为了能够在 3D 打印机上成功的打印出实体模型，这个模型文件必须没有错误并满足"水密"性的要求。这就需要一个验证和修复的步骤，从而确保模型的

质量是适当的且可以用于打印。去除干扰的壳体、嵌插的三角面片和孔洞等对于能否成功打印都非常重要。根据我们所选择使用的 3D 打印技术，进行壁厚检测和几何形状的修复非常重要。如果模型中的结构小于 3D 打印机的分辨率，则会导致结构缺失或打印效果不佳。此外，许多 3D 打印材料会在较小尺寸下变得易碎或容易撕裂。充分考虑到这些情况，在打印前即可使用软件来进行模型的分析和修复。最后，在打印前还需要调整打印模型的方向和打印机设置，这个过程会因 3D 打印技术和供应商的不同而各不相同。

3.9 特殊工具

可替代的数据捕获方式也适用于医学 3D 打印的应用，其中包括在医疗设施中不常见的 3D 成像系统。这包括激光、光学和摄影测量 3D 扫描系统等，这些系统可以从一个对象捕获其表面的几何形状，并通过投射光源或激光来收集代表表面形态的数据点来创建数字模型。对于仅需对表面进行建模且对分辨率

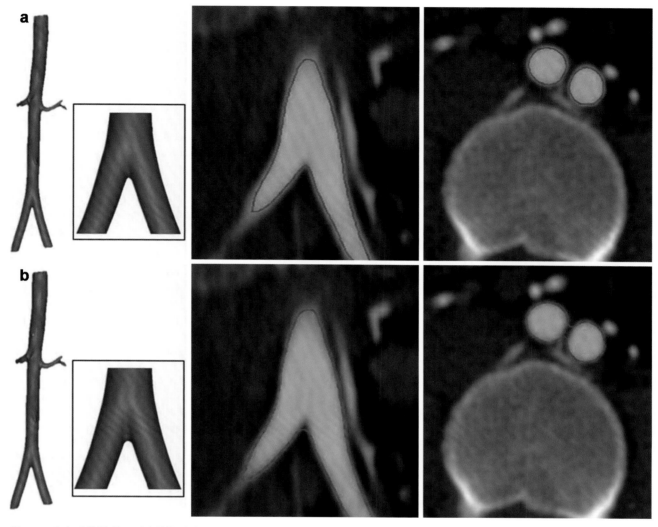

图 3.9　腹主动脉增强 CT 图形的后处理过程。a. 在冠状位（中）和轴位（右）CT 图像上，采用阈值法对主动脉进行分割（a 和 b 中均为绿松石色），生成封闭的 STL 表面（左图为 3D 模型，a 和 b 中为红色轮廓线）。b. 在冠状位（中）和轴位（右）CT 图像上，用标准的平滑和包裹操作对 STL 文件进行后续的处理，但其可能会导致与正常解剖结构的偏差。此图使用经 Mitsouras 等许可，（Mitsouras et al. Radiographics. 2015）。

要求较高的模型来说，表面扫描是非常流行的 3D 打印应用工具。其中一个例子是口腔正畸手术的规划，对患者的牙齿进行高分辨率的光学扫描可以帮助设计最佳的矫正和牙齿咬合。此外，矫形师还可使用表面扫描设备来创建定制的面部和其他外部假肢等。

3.10　总结

　　3D 打印在未来几年的医学成像中起着关键作用，并有望促进整个医疗领域的发展。DICOM 图像的后处理是将二维截面图像转换为三维实体模型的基础。3D 打印模型的准确性和再现能力取决于多种因素，包括操作者的影像分割技术和源影像数据解释人体解剖学和病理学的能力，更加取决于不同的成像方式。这些技术点非常值得重视，而且目前正在进行多方面的研究（Cai 等，2015；Olivieri 等，2015）。现有的图像分割方法仍然比较烦琐，需要进一步提高分割过程的自动化程度（Byrne 等，2016；Tandon 等，2016）。随着医学成像、软件工具和 3D 打印设备在速度和质量上的不断进步，以及更多材料上的选择，医学 3D 打印领域也将会出现新的机遇。

参·考·文·献

[1] (ASTM), A. S. F. T. A. M. F2792-12a Standard terminology for additive manufacturing technologies. In: Electronics; declarable substances in materials; 3D imaging systems. West Conshohocken, PA: ASTM; 2014.

[2] Byrne N, Velasco Forte M, Tandon A, Valverde I, Hussain T. A systematic review of image segmentation methodology, used in the additive manufacture of patient-specific 3D printed models of the cardiovascular system. JRSM Cardiovasc Dis. 2016; 5: 2048004016645467.

[3] Cai T, Rybicki F, Giannopoulos A, Schultz K, Kumamaru K, Liacouras P, Demehri S, Shu Small K, Mitsouras D. The residual STL volume as a metric to evaluate accuracy and reproducibility of anatomic models for 3D printing: application in the validation of 3D-printable models of maxillofacial bone from reduced radiation dose CT images. 3D Print Med. 2015; 1: 2.

[4] Flohr TG, Schoepf UJ, Ohnesorge BM. Chasing the heart: new developments for cardiac CT. J Thorac Imaging. 2007; 22: 4–16.

[5] Friedman T, Michalski M, Goodman TR, Brown JE. 3D printing from diagnostic images: a radiologist's primer with an emphasis on musculoskeletal imaging-putting the 3D printing of pathology into the hands of every physician. Skeletal Radiol. 2016; 45: 307–21.

[6] Frolich AM, Spallek J, Brehmer L, Buhk JH, Krause D, Fiehler J, Kemmling A. 3D printing of intracranial aneurysms using fused deposition modeling offers highly accurate replications. AJNR Am J Neuroradiol. 2016; 37: 120–4.

[7] Giannopoulos AA, Chepelev L, Sheikh A, Wang A, Dang W, Akyuz E, Hong C, Wake N, Pietila T, Dydynski PB, Mitsouras D, Rybicki FJ. 3D printed ventricular septal defect patch: a primer for the 2015 Radiological Society of North America (RSNA) hands-on course in 3D printing. 3D Print Med. 2015; 1: 3.

[8] Giannopoulos AA, Steigner ML, George E, Barile M, Hunsaker AR, Rybicki FJ, Mitsouras D. Cardiothoracic applications of 3-dimensional printing. J Thorac Imaging. 2016; 31(5): 253–72.

[9] Gosnell J, Pietila T, Samuel BP, Kurup HK, Haw MP, Vettukattil JJ. Integration of computed tomography and three-dimensional echocardiography for hybrid three-dimensional printing in congenital heart disease. J Digit Imaging. 2016; 29(6): 665–9.

[10] Greil GF, Wolf I, Kuettner A, Fenchel M, Miller S, Martirosian P, Schick F, Oppitz M, Meinzer HP, Sieverding L. Stereolithographic reproduction of complex cardiac morphology based on high spatial resolution imaging. Clin Res Cardiol. 2007; 96: 176–85.

[11] Harrysson OL, Hosni YA, Nayfeh JF. Custom-designed orthopedic implants evaluated using finite element analysis of patient-specific computed tomography data: femoral-component case study. BMC Musculoskelet Disord. 2007; 8: 91.

[12] Huang Y, Leu MC. NSF additive manufacturing workshop report. NSF Workshop on Frontiers of additive manufacturing research and education. Arlington, VA: University of Florida Center for Manufacturing Innovation; 2013.

[13] Ionita CN, Suri H, Nataranjian S, Siddiqui A, Levy E, Hopkins NL, Bednarek DR, Rudin S. Angiographic imaging evaluation of patient-specific bifurcation-aneurysm phantom treatment with pre-shaped, self-expanding, flow-diverting stents: feasibility study. Proc SPIE. 2011; 7965: 79651H-1-79651H-9.

[14] Jacobs S, Grunert R, Mohr FW, Falk V. 3D-Imaging of cardiac structures using 3D heart models for planning in heart surgery: a preliminary study. Interact Cardiovasc Thorac Surg. 2008; 7: 6–9.

[15] Kozakiewicz M, Elgalal M, Loba P, Komunski P, Arkuszewski P, Broniarczyk-Loba A, Stefanczyk L. Clinical application of 3D pre-bent titanium implants for orbital floor fractures. J Craniomaxillofac Surg. 2009; 37: 229–34.

[16] Mahmood F, Owais K, Taylor C, Montealegre-Gallegos M, Manning W, Matyal R, Khabbaz KR. Three-dimensional printing of mitral valve using echocardiographic data. JACC Cardiovasc Imaging. 2015; 8: 227–9.

[17] Matsumoto JS, Morris JM, Foley TA, Williamson EE, Leng S, Mcgee KP, Kuhlmann JL, Nesberg LE, Vrtiska TJ. Three-dimensional physical modeling: applications and experience at Mayo Clinic. Radiographics. 2015; 35: 1989–2006.

[18] Mitsouras D, Liacouras P, Imandzadeh A, Giannopoulos A, Cai T, Kumamaru K, George E, Wake N, Pomahac B, Ho V, Grant G, Rybicki F. Medical 3D printing for the radiologist. Radiographics. 2015; 35(7): 1965–88.

[19] Olivieri LJ, et al. Three-dimensional printing of intracardiac defects from three-dimensional echocardiographic images: feasibility and relative accuracy. J Am Soc Echocardiogr. 2015; 28(4): 392–7.

[20] Poterucha JT, Foley TA, Taggart NW. Percutaneous pulmonary valve implantation in a native outflow tract: 3-dimensional DynaCT rotational angiographic reconstruction and 3-dimensional printed model. JACC Cardiovasc Interv. 2014; 7: e151–2.

[21] Schmauss D, Haeberle S, Hagl C, Sodian R. Three-dimensional printing in cardiac surgery and interventional cardiology: a single-centre experience. Eur J Cardiothorac Surg. 2015; 47: 1044–52.

[22] Tandon A, Byrne N, Nieves Velasco Forte ML, Zhang S, Dyer AK, Dillenbeck JM, Greil GF, Hussain T. Use of a semi-automated cardiac segmentation tool improves reproducibility and speed of segmentation of contaminated right heart magnetic resonance angiography. Int J Cardiovasc Imaging. 2016; 32(8): 1273–9.

[23] Yoo S, Thabit O, Kim E, Ide H, Dragulescu A, Seed M, Grosse-Wortmann L, Van Arsdell G. 3D printing in medicine of congenital heart diseases. 3D Print Med. 2016; 2: 3.

第 4 章

在医院内开设一间基于影像学的 3D 打印实验室

Adnan Sheikh, Leonid Chepelev, Andrew M. Christensen,
Dimitris Mitsouras, Betty Anne Schwarz, and Frank J. Rybicki

目前医院内 3D 打印实验室的数量正在增加，其中许多都开设在影像科。这些实验室大多是既往"3D 可视化"实验室的延伸，因为 3D 可视化实验室也会常规地进行影像图像后处理。但随着 3D 可视化简易解决方案的出现，临床上对影像科传统的 3D 实验室的需求也随之减少。具体来说，就是影像处理软件的输出功能变得更加强大，诸如多平面查看和重建功能已集成到了 PACS 软件中，这就减少了部分影像科的工作。

3D 打印技术先是引起了一些传统 3D 实验室中有共同兴趣者的关注。就像早期研究型影像科室的 3D 实验室一样，3D 打印实验室的建立一方面平衡了利益和临床需求，另一方面降低了成本和对专业知识的需求。然而，早期 3D 可视化和早期 3D 打印之间存在一些差异，其中最重要的区别

是一个人如何才能进入这个领域。现实情况是，大多数 3D 打印项目都是从一台最基本的 FDM 打印机开始的（图 4.1）。由于这种类型 3D 打印的成本壁垒已经大大降低，因此实验室的第一个硬件（即 3D 打印设备）常常是由个人购买。我们非常支持这种做法，因为这样可以用极低的成本完成大量的学习内容。现在许多大学都支持为学生（例如工科学生）和其他大学成员建立 3D 打印实验室。虽然这些组织通常是在医疗领域之外开展应用，但当医院或大学位于城市中心位置时，也会为相关医务人员设计和打印模型带来极大的便利。考虑到医院的空间有限，特别是在影像科，使用成本较低的桌面级打印机能让 3D 打印实验室可以开设在医生办公室甚至洗手池周围走廊中。处理模型的支撑材料需要时间和空间，这就要求有一个舒适的环境来完成

A. Sheikh, M.D. (✉) · L. Chepelev, M.D.
Department of Radiology, Faculty of Medicine, The Ottawa Hospital Research Institute, The University of Ottawa, Ottawa, ON, Canada
e-mail: asheikh@toh.ca; lchepelev@toh.ca

A.M. Christensen
SOMADEN LLC, 8156 S. Wadsworth Blvd., Unit E-357, Littleton, CO 80128, USA

D. Mitsouras, Ph.D.
Applied Imaging Science Lab, Department of Radiology, Brigham and Women's Hospital, Harvard Medical School, Boston, MA, USA
e-mail: dmitsouras@alum.mit.edu

B.A. Schwarz, Ph.D. · F.J. Rybicki, M.D., Ph.D.
Department of Radiology, Faculty of Medicine, The Ottawa Hospital Research Institute, The University of Ottawa, Ottawa, ON, Canada
e-mail: frybicki@toh.ca

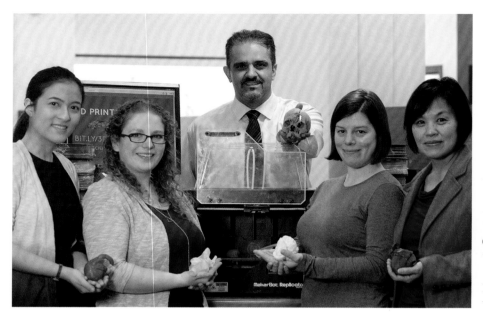

图 4.1　在加拿大安大略省，渥太华大学的医学生们对其医学实验室中的 3D 打印机进行管理和操作。从左至右依次为：Aili Wang，Isabelle Castonguay，Dr. Ali Jalali（主任医师），Geneviève Morin 和 Talia Chung，他们来自渥太华大学医学院健康科学图书馆（拍摄者：Dave Weatherall；此图使用已获得许可）。

这些工作，也需要有一个水槽和废物处理的通道，这对整个工作流程来说也非常重要。

3D 打印要求将医学影像（通常为 DICOM 格式）转换为 3D 打印机可识别的格式。最常见的模型输出格式为 STL 格式。这些内容已在第 3 章中做了详细介绍，并且在 Mitsouras 等（2015）的一篇综述文章中也有讲述。

Mitsouras 的这篇论文是本着简单易懂的原则书写的，并且可以免费下载。北美放射学会年会举办了几次 3D 打印实践课程，其中两次对 3D 打印软件的使用进行了全面逐步的指导，这些内容也可以从医学 3D 打印网站免费下载（Chepelev 等，2016；Giannopoulos 等，2015）。这 3 篇文章和第 3 章内容将为读者提供一个良好的学习基础和软件操作教学，可使读者顺利将医学影像转变为实体模型。

随着此类项目的逐渐发展，我们必须明确以患者的利益为中心是极为重要的原则。虽然这一章是从医生的角度撰写的，但主导 3D 打印的人员也可以来自具有解剖知识的工程师和物理学家等。如前所述，临床医生完成此项工作必须与相关技术人员（无论是医生还是工程师）进行合作，其中负责影像处理的技术人员扮演着重要角色，其他人员包括可进行影像分割的技术人员，操作打印机和清理、准备模型的学生以及专门负责质量把关的人员等。

影像分割需要经验和细致的操作，这可以由医生和相关技术人员来完成。虽然大多数模型是由 CT 或 MRI 采集的，但如果需要同时使用两种影像数据来描述特定的病理解剖，则需要融合两者的影像数据。虽然通常一套诊断明确的影像数据就可以完成分割，但有时候对某些病例可能需要使用重复的外部体表标记和特定的 MRI 序列或者薄层 CT 才能完成影像的分割与提取。虽然这是不可取的，特别是对于儿童和年轻患者来说，但是反复成像有时是获取最佳方案和分割精度的最优途径。这是基于提高空间分辨率的需求，也是减轻伪影造成影响的方法。

一旦实验室添置了一个大尺寸 3D 打印机，这台设备就需要全面的工程技术支持，这样才能确保其功能得到充分的发挥，其中也包括定期设备维护和严格的质量管控，从而确保打印的模型符合相关机构和疾病特异性的容错范围。虽然下文详细讨论了质量管控的问题，但目前还没有建立具体的质量管理方案。然而，诸如 RSNA 特别兴趣小组之类等团体现在也已提出了一些提高 3D 模型质量的建议。在实践中，模型准确度的控制范围通常是在与放射科医生和介入科医生讨论后建立的，他们会考虑到特定的疾病病理生理特征和患者的具体情况。例如，与靠近主要血管系统的颅内实质肿瘤相比，切除范围为 20 mm 且无神经系统受累的肿瘤可能不需要太严格的标准。不论误差容忍度范围和 3D 打印技术本身，定期进行维护并警惕质量问题都是确保 3D 打印项目取得成功不可或缺的步骤。

随着实验室的进一步发展，毋庸置疑，在辅助进行更加复杂的手术干预时，实验室会接到更加复杂的模型加工任务或更改解剖结构的要求（例如对模型做镜像处理）。因此，在制订实验室的硬件和软件需求时，我们对医学 3D 打印的常见应用提出以下观点。根据 Christensen 和 Rybicki（2017）的概述，我们发现根据使用目的可以对应用程序进行有效分类，划分如下。

第一类：一般解剖模型。即影像设备扫描得到的解剖模型。该解剖模型的预期用途是手术规划和 / 或术中参考，或用于模拟、教育和知情同意的解释等。这一类模型的特征是打印模型是为了精确地再现医学成像设备捕捉到的解剖结构。

第二类：优化的解剖模型。一种经过优化的解剖模型，经过数字化处理对模型进行优化调整后可显著改良模型的实用性，从而让的手术规划更加简单。对于这一类模型，预期的用途是增强手术计划和指导，但与第一类模型不同，最终用户手中的解剖模型是专门根据患者的解剖结构进行针对性修改的。

第三类：导板辅助虚拟手术规划。这一类模型是指使用数字技术完成复杂的手术规划，例如打印一些用于辅助完成数字规划手术的模板、模型以及导板等。这类模型的预期用途是在外科手术中辅助完成预先计划的手术操作从而达到提高手术技术的目的。

这三个类别也被用来组织成一整套工作流程，在后续步骤中更加细致，并把重要的规范化思维放入实施框架中。常见的第一类模型的制作或使用场景是使用 CT 扫描骨骼后用单挤出头的 FDM 打

机制作模型。CT 扫描后可使用放射科医生熟悉的影像软件对模型进行 3D 可视化处理。然而，由于这些软件通常没有 STL 输出功能，或者其输出的 STL 文件仍需要进行修补后才能进行打印，因此我们通常使用免费的 CAD 软件来生成可打印的 STL 文件。对骨骼组织来说，非增强的 CT 平扫也可以使用简单的阈值分割法进行组织的分割提取，从而简化 3D 打印的流程。

虽然开展初级的 3D 打印项目障碍相对较低，但成功与否还是要取决于最终的临床应用。一个非常实用的，具有前瞻性规划的院内 3D 打印实验室建设一定要有一组临床医生和影像专家的团队协作。因为在某些特殊的情况下，复杂的病例常常需要详细的讨论，并辅以精确的解剖关系测量和疾病病理生理学的考量。影像科医生经常会形成三维可视化的观察来增强医生的理解，而 3D 打印也可以进一步阐明复杂的解剖学关系。例如，在与骨科医生的合作中，特定的骨盆肿瘤模型有助于制订详细的手术方案，并有助于在手术规划的过程中增强术者信心。

对于一个成长中的 3D 打印实验室来说，合乎逻辑的下一步计划是添置一台相对便宜的光固化打印机。有了这台打印机，该实验室所能打印模型的范围将会明显扩大，而且一个中等大小构建平台的光固化打印机不会昂贵到让人望而生畏的地步（图 4.2）。当然，你也可以在购置 FDM 打印机之前就先购买光固化打印设备，但是如果实验室有这两台打印机的时候，你就需要额外的人力来管理打印机、处理模型，并管理来自相关临床医生的订单。有了这些经验，就可以考虑添置更大的打印机，随之而来的是机构内外广泛的服务和合作。目前，拥有先进资源的医院数量仍然有限，随着医疗 3D 打印需求继续呈指数级增长，你的实验室将成为合作伙伴的理想选择。

第一类 3D 模型通常来源于 CT 或 MRI，该类模型通常用于描述医学图像中包含的解剖信息，不做任何改动，通常用于辅助制订手术计划。例如，

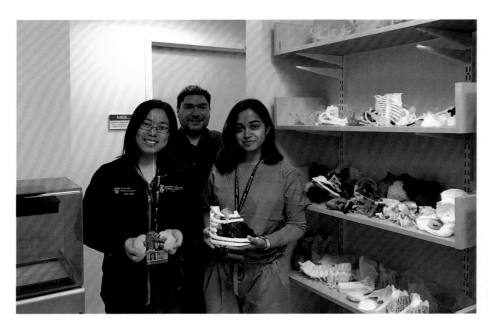

图 4.2 马萨诸塞州，波士顿应用影像科学实验室的 3D 打印。从左至右依次为：Anji Tang、Dimitrios Mitsouras 博士、Elizabeth George 医学博士。

制作新生儿右心室双出口症（Medical Modeling，2012）或颅颌面模型时，不需要对解剖组织进行改动；再例如，为先天性畸形矫形或创伤后的二次重建等制订复杂的手术规划时，也需要原始疾病状态的模型（D'Urso 等，1999；Yoo 等，2015；Christensen 等，2004）。再如骨科（Brown 等，2003）和心血管科（Giannopoulos 等，2016）的应用，诸如用于可视化和可以触及的实体 3D 打印模型等。所以第一类模型的共同点是利用 3D 打印扩展当前的 3D 可视化范畴，并且其模型与患者的解剖结构相符。根据 Christensen 和 Rybicki（2017）的建模流程图，我们认为步骤 A～E，包括"3D打印准备"环节，都应该使用经 FDA 批准的系统（软件和一些硬件）来完成预期的目的。这不仅包括影像系统的硬件和软件，还包括用于将医学影像从原始 2D 状态分割成可用于 3D 打印的 3D 模型数据（例如 STL 或 3MF 文件）的软件（FDA，2014a、b）。FDA 做出评论说，当医疗专业人员使用这些模型时，从模型的最初建模准备，到切片直到最终环节，如果没有这些软硬件的支持，这些模型将不能够被认定为符合 FDA 规范的医疗器材（Yoo 等，2015）。

在建模流程中，步骤 E "3D 打印准备：微小

改动"环节中不会对解剖结构进行重大改动，而是对 STL 文件进行细化，以便能够顺利完成打印。由于在步骤 D 中已经确定了打印部分的解剖结构，这些小的修改将会纳入设计完成后生成模型的环节中。正如 Christensen 和 Rybicki（2017）所述，微小改动的目的不是修改原始的解剖结构，而是为了突出显示一个区域、标记模型或添加结构，以更好地完成打印。以下是一些微小改动的示例：

（1）填补解剖结构中由成像的原因而造成的孔洞。

（2）对由成像因素导致的表面粗糙进行平滑处理。

（3）添加支撑结构以维持正常的解剖关系。

（4）为通过增强影像建模（如血管腔）的空腔模型添加壁层，常用于心脏或血管建模。

（5）删除已知的人工物体成像。

（6）添加标签。

（7）切割模型以便更好地实现可视化和打印。

（8）对切割的模型添加拼接部件以便更好地发挥其功能。

（9）添加颜色以描绘或突出显示某些解剖结构。

（10）将多个单独的解剖结构组合为一个模型文件。

我们认识到，可以通过软件设计来完成这些准备步骤以及步骤 F 中列出的主要修改内容。但是，对某些患者的模型来说，需要对医学影像中捕获的解剖结构进行大幅修改，这时候应该将此模型纳入第二类模型——优化的解剖模型。

第二类 3D 打印模型被称为"优化的解剖模型"，它们有一个共同的特征，即医学成像设备捕捉到的解剖结构对完善诊疗计划具有重要意义。这类模型最常见的例子就是打印一个肿瘤被"数字化模拟切除"的患者解剖结构模型，另外还有给患者的解剖结构做镜像处理等。这些模型制作环节中 A～D 的步骤和第一类模型相同，但归入第二类的 3D 模型还应包括步骤 F（主要修改）和步骤 E（次要修改）两个环节。Christensen 和 Rybicki（2017）对模型进行主要修改的示例如下。

（1）移除部分分割后的解剖结构，如肿瘤，以便在进行重建前能看到缺损区域的大小。

（2）对解剖模型进行镜像处理，以确定对称或不对称的程度。

（3）对模型数据进行镜像和"完善"处理，以提供一个看起来"完美"的模型（将未受影响一侧的患者模型进行镜像处理后，再与病灶一侧模型相整合，从而构建一个完好的无病灶模型）。

（4）将同种异体或自体材料的数字化"移植物"置入缺损部位，并将其融合在整个模型中。

（5）使用其他的医疗设备对模型进行观察、测量和模拟干预等，并通过数字化操作在原模型中减去辅助部件、阴影、螺孔或固定孔等，在模型上留下某些类型的印记、图形或孔洞等。

（6）使用其他的医疗器械对模型进行观察、测量和模拟干预等，并修改模型，容纳这些器械。

（7）设计同种异体或自体材料的移植物，并打印出模型，显示该移植物的位置大小等或打印出这个移植物。例如，对于一个有颅骨缺损的患者需要用一个完全匹配的植入物来填充该缺陷，我们就可以先设计一个填充物模板，并依据该模板制作自体材料或异体材料的补片。

我们主张，用于进行这些重大修改的软件应经 FDA 批准用于这种用途，而打印的模型也应被视为医疗器材。然而，我们确实注意到，在医院内进行 3D 打印属于医疗实践的范畴，因此在美国，这些医疗实践会受特定机构和社会制定的法规约束，却并不是 FDA。这使得诸如 RSNA 这样的医疗团体承担了重要的角色和责任，后续章节中将详细阐述这方面内容。另外，如果医院将这些模型出售作为商业用途，或者这些模型是由存在市场行为的公司所生产，则用于制作这些模型的硬件（即 3D 打印机）和驱动软件就应该得到 FDA 的批准。

第三类模型由 Christensen 和 Rybicki 提出，它们通常是指"模板辅助下的虚拟手术规划"，也是基于 CT 或 MR 图像的数字处理过程，比如使用需要行颌面重建手术的患者的 CT 扫描数据（Gateno 等，2007；Hirsch 等，2009；Mardini 等，2014）。这类模型在数字化手术规划中引入了模板和导向板的设计。尽管为了制作第二类模型需要将最新的软件（Imprint，Materialise，Leuven，Netherlands）和最先进的打印机相结合使用，但院内的第二类模型的设计和打印数量仍在继续增长。

我们认为影像科医生在临床 3D 打印中占据中心和不可或缺的地位，当然对患者来说同样如此，因为 CT 和 MR 影像的获取都离不开他们。展望未来，影像科医生将不得不在确保整体质量、管理图像协议和影像获取方面承担更加深入的角色，同时也要能够精确分割病灶区域，使用 CAD 技术设计手术导板、器材和植入物等。目前，影像专家处于独特的地位，他们可以与所有相关人员针对疾病情况进行交流，从算法和物理属性上为 3D 打印模型提供质量保证，并富有成效地参与多学科讨论，以沟通模型的特征和局限性。

一些医学专业组织，例如 RSNA 或美国放射学院等，将负责制定院内打印的专业标准。因为医学 3D 打印的早期应用者目前都在这些组织中，例如 RSNA 的特殊兴趣组。根据我们的经验，一般的规则是，那些早期应用者保持了高质量的打印，他们在制作过程中会将所有的可能导致 3D 打印模型和预期的模型之间出现显著差异的步骤规范化。虽然我们希望这些规范能交由监管机构进行管理和约束，例如，美国 FDA 和加拿大卫生部等，但他们对医院内部可能发生的事情无法监管得非常全面。因此，限制风险的重担很可能就会落在社会组织身上。在我们看来，这些风险中最重要的是"免费软件"或未经监管机构认证的软件，它们可能会被用于对患者 DICOM 数据进行后期处理和修改，然后进行医疗使用。同样，打印机的硬件质量也有着很大的不同，目前市场上甚至有售价 100 美元的 3D 打印机。特别兴趣小组等团体正在非常积极努力地提出一些建议，以确保能够维持医学 3D 打印的质量和安全。因为这个内容对医疗领域非常重要，所以我们在本书的第 11 章专门讨论了这些问题。我们坚信必须保持严谨，因为下一代医学模型建模者的数量会迅速超过早期的应用者。我们始终将患者的诊疗体验作为第一要务，并将准确性作为优化这种体验的重中之重，即便这个原则会增加 3D 打印实验室的成本。最后，我们相信，最好的结果将出现在医院、监管机构和行业的交叉点上，我们鼓励这三个群体之间的互动，因为 3D 打印将成为改善患者生命质量的重要工具。

参·考·文·献

[1] Brown GA, et al. Rapid prototyping: the future of trauma surgery? J Bone Joint Surg Am. 2003; 85(Suppl 4): 49–55.

[2] Chepelev L, Hodgdon T, Gupta A, Wang A, Torres C, Krishna S, Akyuz E, Mitsouras D, Sheikh A. Medical 3D printing for vascular interventions and surgical oncology: a primer for the 2016 radiological society of North America (RSNA) hands-on course in 3D printing. 3D Print Med. 2016; 2: 5. doi: 10.1186/s41205-016-0008-6.

[3] Christensen A, Rybicki FJ. Maintaining safety and efficacy for 3D printing in medicine. 3D Print Med. 2017; 3: 1.

[4] Christensen AM, et al. Advanced "tactile" medical imaging for separation surgeries of conjoined twins. Childs Nerv Syst. 2004; 20(8-9): 547–53.

[5] D'Urso PS, et al. Stereolithographic biomodelling in craniomaxillofacial surgery: a prospective trial. J Craniomaxillofac Surg. 1999; 27(1): 30–7.

[6] FDA. Public Workshop – Additive manufacturing of medical devices: an interactive discussion on the technical considerations of 3D printing, October 8–9, 2014. 2014a. http://www.fda.gov/MedicalDevices/NewsEvents/WorkshopsConferences/ucm397324.htm. Accessed 16 October 2016.

[7] FDA. Medical devices – is the product a medical device?. 2014b. http://www.fda.gov/MedicalDevices/DeviceRegulationandGuidance/Overview/ClassifyYourDevice/ucm051512.htm. Accessed 16 October 2016.

[8] Gateno J, et al. Clinical feasibility of computer-aided surgical simulation (CASS) in the treatment of complex craniomaxillofacial deformities. J Oral Maxillofac Surg. 2007; 65(4): 728–34.

[9] Giannopoulos AA, Chepelev L, Sheikh A, Wang A, Dang W, Akyuz E, Hong C, Wake N, Pietila T, Dydynski PB, Mitsouras D, Rybicki FJ. 3D printed ventricular septal defect patch: a primer for the 2015 Radiological Society of North America (RSNA) hands-on course in 3D printing. 3D Print Med. 2015; 1: 3. doi: 10.1186/s41205-015-0002-4.

[10] Giannopoulos AA, Mitsouras D, Yoo SJ, Liu PP, Chatzizisis YS, Rybicki FJ. Applications of 3D printing in cardiovascular diseases. Nat Rev Cardiol. 2016; 13(12): 701–18. doi: 10.1038/nrcardio.2016.170. Review.

[11] Hirsch DL, et al. Use of computer-aided design and computer-aided manufacturing to produce orthognathically ideal surgical outcomes: a paradigm shift in head and neck reconstruction. J Oral Maxillofac Surg. 2009; 67(10): 2115–22.

[12] Mardini S, et al. Three-dimensional preoperative virtual planning and template use for surgical correction of craniosynostosis. J Plast Reconstr Aesthet Surg. 2014; 67(3): 336–43.

[13] Medical Modeling. 510(k) Summary K120956 - VSP System. 2012. http://www.accessdata.fda.gov/cdrh_docs/pdf12/K120956.pdf. Accessed 16 October 2016.

[14] Mitsouras D, Liacouras P, Imanzadeh A, Giannopoulos AA, Cai T, Kumamaru KK, George E, Wake N, Caterson EJ, Pomahac B, Ho VB, Grant GT, Rybicki FJ. Medical 3D printing for the radiologist. Radiographics. 2015; 35(7): 23.

[15] Yoo S-J, et al. 3D printing in medicine of congenital heart diseases. 3D Print Med. 2015; 2(1): 3.

第 5 章
3D 打印在颅颌面外科的应用

Gerald T. Grant and Peter C. Liacouras

目前先进的成像技术、虚拟手术规划和 3D 打印技术已经逐渐改变我们在面对特定的患者信息进行治疗规划和个体化治疗的方式。医疗机构不仅可以通过计算机查看患者解剖结构的 3D 渲染图像，现在还可以将该图像转化为实体模型，这种技术既有助于治疗计划的制订，也有助于向患者解释病情。20 世纪 90 年代早期在颌面重建领域就有将这些技术应用于临床的案例（Gronet 等，2003）。事实证明，这些技术可增强外科医生实施手术的信心，缩短手术时间，并取得更好的手术效果。此外，它们还有助于提供以患者为中心的护理康复手段，使修复效果更符合审美和功能要求（Grant 等，2013）（图 5.1）。在本章中，我们将回顾一些 3D 打印技术在颌面重建和口腔领域中的应用。

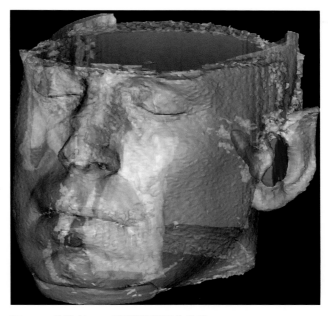

图 5.1 锥形束 CT 对耳道的识别和重建。

5.1 颌面成像

CT 扫描是头颈部重建的首选成像方法。我们能够通过 CT 值来根据组织密度区分软组织和硬组织，这能帮助我们对影像进行分割提取，以最简单的方法来重建 3D 模型，但是这个过程需要患者承受一定计量的 X 线辐射（Gordon 等，2014）。相反，在牙科和常规医疗实践中已普遍应用的锥形束 CT（CBCT）其辐射剂量较低，这一优点给我们捕获硬组织影像提供便利，这些图像已应用于牙髓疾病诊断、气道可视化、正颌重建和义齿种植等领域（Gronet 等，2003；Vannier，2003；Grant 等，

G.T. Grant, D.M.D., M.S. (✉)
Oral Health and Rehabilitation, University of Louisville, School of Dentistry, Louisville, KY, USA
e-mail: gerald.grant@louisville.edu

P.C. Liacouras, Ph.D.
Department of Radiology, 3D Medical Applications Center, Walter Reed National Military Medical Center (WRNMMC), Bldg 1, Rm 4417B, 8901 Wisconsin Avenue, Bethesda, MD 20889, USA
e-mail: peter.c.liacouras.civ@mail.mil

2013；Estrela 等，2008）。然而，CBCT 在使用过程中受到牙齿种植体伪影的影响，同时缺乏足够的对比度，无法将软组织和骨质完全区分开来。此外，由于对比方式不一致，Hounsfield 量表在此也不适用于鉴别软组织和骨组织。

表面扫描成像用于设计和制造颌面修复装置，同时也应用于颌面修复的设计过程中（Sabol 和 Grant，2011）。这些固定或者手持的扫描装置使用激光、普通光或某些类型的接触扫描技术，通过立体摄影测量的方法来提高精度（Knoops 等，2017）。扫描获得的图像通常用于匹配到其他方式获取的医学图像，以便为虚拟手术规划和修复装置设计、医学模型及手术导板提供更准确的虚拟模型。此外，表面扫描技术还被成功地应用到了颌面部假体的制作环节中（Sabol 和 Grant，2011；Grant 等，2015）。

5.2 颅骨成形术

创伤、肿瘤或开颅减压术均可导致颅骨缺损。传统方法制作一个颅骨植入物需要涉及门诊患者、传统印模技术、制作缺陷部位的间接模型以及用于加工聚甲基丙烯酸甲酯（PMMA）的模具等（Aquilino 等，1988）。而且手术过程中，医生需要在植入物调整塑形、摆放匹配位置上耗费很长时间，同时还要使用自凝式丙烯酸材料来填充假体和骨骼之间的缝隙。3D 打印在该领域的最初用途是打印缺损部位模型，以便制作个性化定制的石蜡植入物模型和 PMMA 模具（图 5.2）。在此过程中，患者不需要去实验室，且该过程能够制作更复杂的颅面骨植入物，同时使术者在手术过程中通过微小的修改实现最佳的匹配度，此举不仅将制作时间缩短了近 75%，并使手术操作时间减半（Gronet 等，

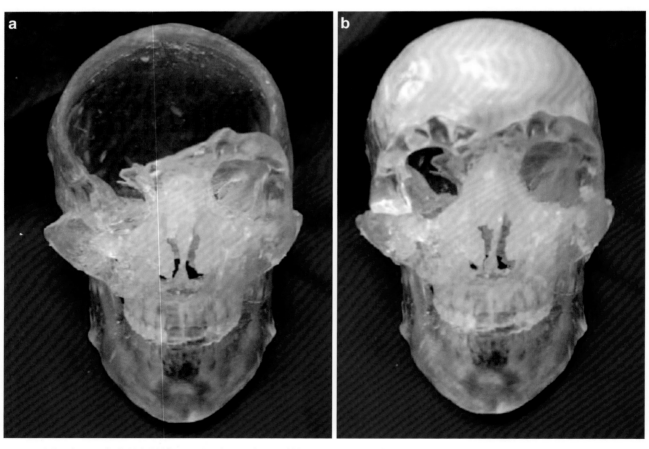

图 5.2 图 a 为 SLA 打印的颅骨模型，可见额骨和侧眶的缺损。图 b 是用于模具制造的蜡质植入物。

2003）（图 5.2）。现在，这一过程已经可以根据医学影像进行数字化设计，通过切削 PMMA 和聚醚醚酮（PEEK）材料或直接 3D 打印钛合金和 PEEK 材料等方法快速完成制作。

5.3 颌面重建

在创伤病例中，3D 模型可有助于识别骨折的位置和方向，骨折块的数量，以及骨折程度等。虚拟手术规划可以辅助颌面重建手术的实施，具体可以体现在轮廓重塑、指导修复材料装配、定位以及塑造合适曲度的过程中。然而，由于目前增材制造技术打印这些植入需要较长时间，这种时间上的限制可能会导致某些手术的推迟（Powers 等，1998；Holck 等，1999；McAllister，1998）。

医学影像的虚拟仿真和 3D 打印模型能够为模拟截骨和骨移植、模拟下颌骨运动提供实体模型，并方便于术前构建手术导向装置、模板以及定制手术器械等（Ander 等，1994；D'Urso 等，1999；Kermer 等，1998）。

利用 3D 打印模型我们可以设计制作手术引导装置，从而在术前就能够进行重建植入物的预弯，使下颌骨得到更好的稳定性，位置导板可以精准地引导植入物的摆放，切割导板可实现骨的按需切割和移动，同时个体化定制的器材可以为使用生物相容性材料制作的下颌骨、颧骨或眼眶修补构建提供更好的稳定性（Singarea 等，2004）。这种虚拟手术的方法和定制的手术导板，能够帮助外科医生进行截骨、放置植入物、定位需要重建的骨和软组织，还可协助对重建钢板进行预弯（图 5.5）。

近期，全面部移植的成功对颌面重建的局限性提出了挑战。由于虚拟规划与实际手术有着相同的原则，所以虚拟手术规划可以在选择合适的解剖供体以达到最佳牙齿咬合及其他部位的解剖重建时发挥非常大的作用（Murphy 等，2015a；Sosin 等，2016）（图 5.6 捐赠者和接受者的头骨都已注册，

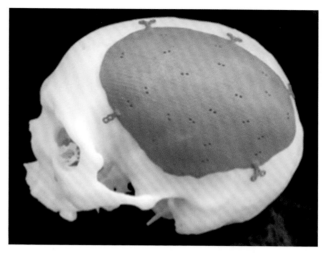

图 5.3 电子束熔融技术打印的钛合金颅骨修补植入物。

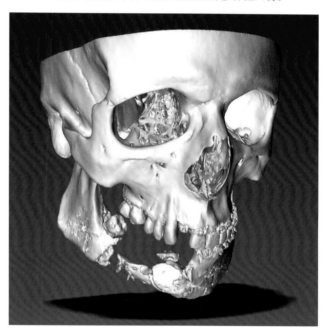

图 5.4 下颌骨缺损的三维重建。

并建立了切割面以制作切割导航）。我们可以设计使用切割导板使供体的骨缘与受者相对应的部位实现良好的吻合。目前该领域的研究者还开展了导航技术和咀嚼模拟等方面的探索（Gordon 等，2014；Murphy 等，2015b）。

对于面部组织的捐献者来说，在获取组织后需为其制作一个类似于面具的假体来重塑其面部。若使用传统的方法，由颌面修复科或整形科医生在手术时为捐献者进行全面部假体的制造会具有破坏性且价格昂贵。不过现在已经有了利用医学影像和照

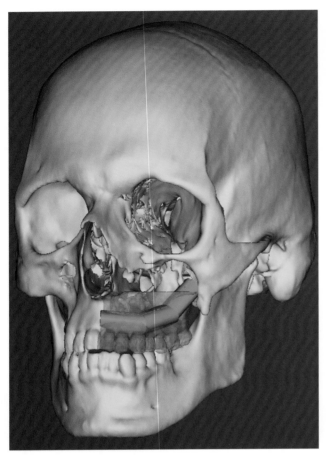

图 5.5 使用腓骨段重建上颌骨的虚拟手术规划。

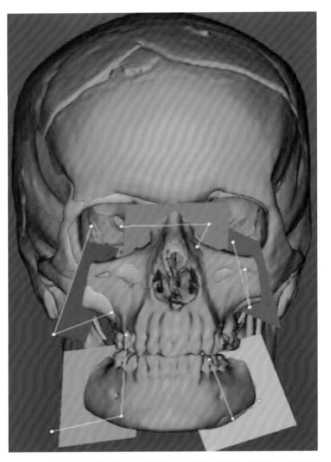

图 5.6 捐献者和接受者的颅骨已进行了匹配，并建立了切割平面以制作切割导板。

片完成假体制作的 3D 打印替代技术，这使得术者可以在手术之前就能以较低的成本直接获得捐献者的面部假体（Grant 等，2014）（图 5.7）。

5.4 牙科种植导板

牙科种植的植入位置受其保留或支撑的组织所影响。口腔修复学会建议利用种植模板作为指导，用于协助确定正确的牙齿种植位置和角度（The Glossary of Prosthodontic Terms，2017）。使用种植导板的目的是在牙科植入物放置之前帮助口腔医生确定截骨的位置和方向。根据操作过程中钻头的限制程度，手术模板的设计可分为非限制性、部分限制性或完全限制性（Stumpel，2008；Misch 和 Dietsh-Misch，1999）。使用传统的方法制作这种模

板通常是使用各种技术和材料在牙齿石膏模型上制造，其中包括透明的真空树脂基质，自由形式的自聚合丙烯酸树脂和基于假体或诊断蜡塑形的丙烯酸树脂复制品等。

最近，越来越多的软件可以借助对诊断蜡型进行数字扫描的 CBCT 数据或对口腔和诊断铸型的扫描数据进行虚拟修复，为牙齿种植进行有效的术前规划。通过配准图像，制订修复方案，并且制作手术导板以限制种植体的放置从而适应预先定制的修复计划（图 5.8）。在某些情况下，即便患者存在某些需要做移植修复的复杂情况，这种工作流程可在一天内完成种植修复（Cheng 等，2008；Stapleton 等，2014）。一旦完成了数字化虚拟修复方案的规划，无论通过增材制造还是传统的铣削工艺，都可以通过数字制造技术完成导板

和修复体的制作。

　　大多数增材制造技术都可以用来制作手术导板，然而，令人担忧的是使用过程中某些聚合物表面残留会对人体造成影响。美国药典（US Pharmacopeia）Ⅵ级判定了用作肠外制剂的容器或附件的塑料材料的可适用性。USP Ⅵ级的适用性也通常是医疗设备制造商的基本要求，所以建议所有手术导板以及术中使用的医疗 / 牙科模型均使用符合本标准的材料。大多数 3D 打印机制造商都会提供符合第Ⅵ类标准的医疗级耗材供大家选择，并会提供具体的清洁消毒注意事项。然而，美国食品和药品监督管理局（FDA）已经许可了由 3D 打印材料制作的手术导板装置和部分限于口腔内使用的装置（Formlabs，Cambridge，MA），预计未来可能会有类似的趋势。这一点将在第 10 章中进行更详细的阐述。

5.5　颌面部修复

　　训练有素的颌面修复专家、技术人员或整形科医生，一直以来都是通过塑模和雕刻技术实现

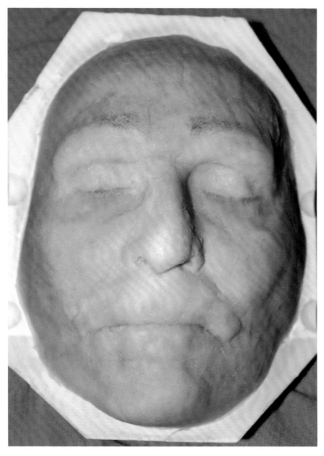

图 5.7　面部移植术前制作的用于捐献者的硅胶假体面罩。

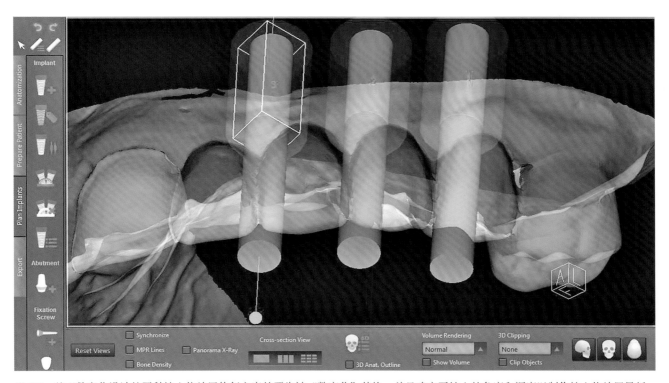

图 5.8　基于数字化设计的牙科植入物放置修复方案的牙齿被"数字化"替换，并且确定了植入的角度和深度以制作植入物放置导板。

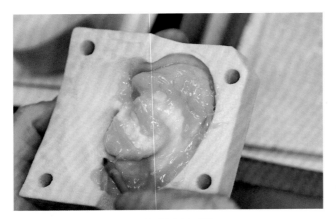

图 5.9　用有色硅胶逐层添加制造的耳模。

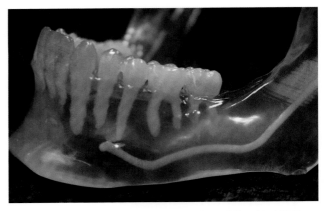

图 5.10　使用不同颜色突出显示的牙齿和舌神经的下颌骨 3D 打印模型。

面部特征的规划和制作。这种技术通常会给患者带来不适，并且需要花费几天时间来制作。相比之下，医学影像提供的信息则可以允许我们进行面部假体的虚拟设计和制作。使用软件对模型进行镜像处理的技术可用于"雕刻"对侧缺失的耳朵或缺失的解剖结构。某些可以提供"电子黏土"技术的软件（Geomagics Freeform，3D 系统）则允许开发纹理、容纳附件，以及设计模型用于 CAD/CAM 或 3D 打印（Jiao 等，2004；Liacouras 等，2011）。然后用硅胶对模具进行逐层填充和着色，因为目前还没有许可的直接制造和着色的商用硅胶打印机（图 5.9）。最近，随着价格低廉的扫描仪和在线颌面部设计商业网站技术的进步，使得这些技术更易被从事学术研究和军事应用领域以外的供应商获取和使用。

5.6　其他颌面部的应用

除了颌面部重建和口腔科应用之外，颌骨良性肿瘤通常会伴有局限性的扩张畸形，而其他病理和血管病变也可以用增强 CT 来鉴别。3D 打印的模型可全面展示病变部位物理形态，从而可为手术规划和患者宣教提供重要信息（图 5.10）。此外，使用不同颜色对解剖结构进行编码区分的技术可以显示特定的结构，如牙齿、神经和肿瘤的范围等，从而使手术方案的规划变得更加详尽便捷（Santler 等，1998）。

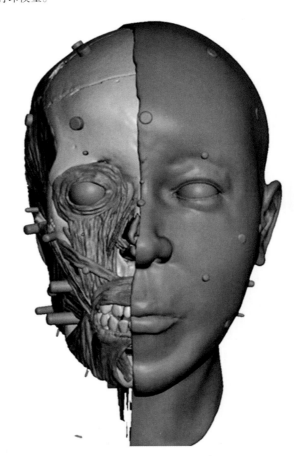

图 5.11　基于颅骨的电子黏土法医重建。

法医重建是数字规划和 3D 打印的另一个应用领域。海军牙科研究生院的颌面实验室与 FBI 儿童部门合作的一项未公开发表的研究验证了基于完整和不完整颅骨的 CT 影像的软组织重建软件（图 5.11），结果表明计算机重建在由法医专家完成的颅骨重建中具有重要价值。

5.7　结论

医学成像、重建软件和 3D 打印技术的不断进步，会继续帮助和推动颅面外科和其他医学专业领域的发展。技术的进步、更加人性化的软件将增强 3D 打印技术的实用性。随着这些技术的日臻实用和成本的逐渐下降，最终 3D 打印可能会成为临床工作中常规使用的技术。

参·考·文·献

[1] Ander H, Zur Nedden D, Muhlbauer W. CT-guided stereolithography as a new tool in craniofacial surgery. Br J Plast Surg. 1994; 47: 60−4.

[2] Aquilino SA, Jordan RD, White JT. Fabrication of an alloplastic implant for the cranial implant. J Prosthet Dent. 1988; 59(1): 68−71.

[3] Cheng AC, Tee-Khin N, Siew-Luen C, Lee H, Wee AG. The management of a severely resorbed edentulous maxilla using a bone graft and a CAD/CAM-guided immediately loaded definitive implant prosthesis: a clinical report. J Prosthet Dent. 2008; 99(2): 85−90.

[4] D'Urso PS, Barker TM, Earwaker WJ, Bruce LJ, Atkinson RL, Lanigan MW, Arvier JF, Effeney DJ. Stereolithography biomodelling in cranio-maxillofacial surgery: a prospective trial. J Craniomaxillofac Surg. 1999; 27: 30−7.

[5] Estrela C, Bueno MR, Azevedo BC, Azevedo JR, Pécora JD. A new periapical index based on cone beam computed tomography. J Endod. 2008; 34(11): 1325−31.

[6] Glossary of Prosthodontic Terms: ninth edition. 2017 May; 117(5S): e1-e105.

[7] Gordon CR, Murphy RJ, Coon D, Basafa E, Otake Y, Al Rakan M, Rada E, Susarla S, Swanson E, Fishman E, Santiago G, Brandacher G, Liacouras P, Grant G, Armand M. Preliminary development of a workstation for craniomaxillofacial surgical procedures: introducing a computer-assisted planning and execution system. J Craniofac Surg. 2014; 25(1): 273−83.

[8] Grant GT, Liacouras P, Santiago G, Garcia JR, Al Rakan M, Murphy R, Armand M, Gordon CR. Restoration of the donor face after facial allotransplantation: digital manufacturing techniques. Ann Plast Surg. 2014; 72(6): 720−4.

[9] Grant GT, Kondor S, Liacouras P. Maxillofacial imaging in the trauma patient. Atlas Oral Maxillofac Surg Clin North Am. 2013; 21(1): 25−36.

[10] Grant GT, Liacouras P, Aitaholmes C, Garnes J, Wilson WO. Digital capture, design, and manufacturing of a facial prosthesis: clinical report of a pediatric patient. J Prosthet Dent. 2015; 114(1): 138−41.

[11] Gronet PM, Waskewicz GA, Richardson C. Preformed Acrylic Cranial Implants using fused deposition modeling: a clinical report. J Prosthet Dent. 2003; 90(5): 429−33.

[12] Holck DEE, Boyd EM Jr, Ng J, Mauffray RO. Benefits of stereolithography in orbital reconstruction. Ophthalmology. 1999; 106: 1214−8.

[13] Jiao T, Zhang F, Huang X, Wang C. Design and fabrication of auricular prostheses by CAD/CAM system. Int J Prosthodont. 2004; 17: 460−3.

[14] Kermer C, Rasse M, Lagogiannis G, Undt G, Wagner A, Millesi W. Colour stereolithography for planning complex maxillofacial tumour surgery. J Craniomaxillofac Surg. 1998; 26: 360−2.

[15] Knoops PG, Beaumont CA, Borghi A, Rodriguez-Florez N, Breakey RW, Rodgers W, Angullia F, Jeelani NU, Schievano S, Dunaway DJ. Comparison of three-dimensional scanner systems for craniomaxillofacial imaging. J Plast Reconstr Aesthet Surg. 2017; 70(4): 441−9.

[16] Liacouras P, Garnes J, Roman R, Grant GT. Auricular prosthetic design and manufacturing using computed tomography, 3D photographic imaging and rapid prototyping. J Prosthet Dent. 2011; 105(2): 80−2.

[17] McAllister ML. Application of stereolithography to subperiosteal implants manufacture. J Oral Implantol. 1998; 24: 89−92.

[18] Misch CE, Dietsh-Misch F. Diagnostic casts, preimplant prosthodontics, treatment prostheses, and surgical templates. In: Misch CE, editor. Contemporary implant dentistry. 2nd ed. St Louis, MO: Mosby; 1999. p. 135−50.

[19] Murphy RJ, Gordon CR, Basafa E, Liacouras P, Grant GT, Armand M. Computer-assisted, Le Fort-based, face-jaw-teeth transplantation: a pilot study on system feasibility and translational assessment. Int J Comput Assist Radiol Surg. 2015b; 10(7): 1117−26.

[20] Murphy RJ, Basafa E, Hashemi S, Grant GT, Liacouras P, Susarla SM, Otake Y, Santiago G, Armand M, Gordon CR. Optimizing hybrid occlusion in face-jaw-teeth transplantation: a preliminary assessment of real-time cephalometery as part of the computer-assisted planning and execution workstation for crani-omaxillofacial surgery. Plast Reconstr Surg. 2015a; 136(2): 350−62.

[21] Powers DB, Edgin WA, Tabatchnick L. Stereolithography: a historical review and indications or use in the management of trauma. J Craniomaxillofac Trauma. 1998; 4: 16−23.

[22] Sabol J, Grant GT. Digital image capture and rapid prototyping of the maxillofacial defect. J Prosthodont. 2011; 20(4): 310−4.

[23] Santler G, Kärcher H, Ruda C. Indications and limitations of three-dimensional models in craniomaxillofacial surgery. J Craniomaxillofac Surg. 1998; 26: 11−6.

[24] Singarea S, Dichena L, Lu B, Yanpub L, Zhenyub G, Yaxionga L. Design and fabrication of custom mandible titanium tray based on rapid prototyping. Med Eng Phys. 2004; 26(8): 671−6.

[25] Sosin M, Ceradini DJ, Hazen A, Levine JP, Staffenberg DA, Saadeh PB, Flores RL, Brecht LE, Bernstein GL, Rodriguez

ED. Total face, eyelids, ears, scalp, and skeletal subunit transplant cadaver simulation: the culmination of aesthetic, craniofacial, and microsurgery principles. Plast Reconstr Surg. 2016; 137(5): 1569−81.

[26] Stapleton BM, Lin WS, Ntounis A, Harris BT, Morton D. Application of digital diagnostic impression, virtual planning, and computer-guided implant surgery for a CAD/CAM-fabricated, implant-supported fixed dental prosthesis: a clinical report. J Prosthet Dent. 2014; 112(3): 402−8.

[27] Stumpel LJ 3rd. Cast-based guided implant placement: a novel technique. J Prosthet Dent. 2008; 100: 61−9.

[28] Vannier MW. Craniofacial computed tomography scanning: technology applications and future trends. Orthod Craniofac Res. 2003; 6(Suppl. 1): 23−30.

第 6 章

3D 打印在神经外科的应用

Vicknes Waran, Vairavan Narayanan, Ravindran Karrupiah, and Chun Yoong Cham

6.1 引言

3D 打印技术在很多领域引起了广泛关注，例如设计学、工程学和医学。并且在外科领域的应用已经处于领先地位，特别是在骨科、颌面外科和神经外科等（Eltorai 等，2015；Yang 等，2015；Mavili 等，2007；Müller 等，2003；McGurk 等，1997）。此外，3D 打印在推动个体化医疗技术的发展上也做出了举足轻重的贡献。3D 打印的出现在个体化植入物的制作、手术规划和模拟、辅助宣教以及为医学生和住院医生提供教学工具等方面的发挥了独特的作用（Mavili 等，2007；Müller 等，2003；McGurk 等，1997；Liew 等，2015；Jones 等，2016；Naftulin 等，2015；Rengier 等，2010；Webb 2000）。当然，这些都基于一个现实基础，那就是即便相当复杂的模型也可以在短时间内通过 3D 打印来创建，而且还具有良好的成本效益。

6.2 神经外科

3D 打印在神经外科领域的应用始于 2007 年，当时研究人员正在研发用于重建面部骨骼和颅骨缺损的植入物和钢板（Kozakiewicz 等，2009；Klammert 等，2010；Li 等，2013；Zhang 等，2014）。这是一个恰当的起点，因为当时商用打印机仍处于起步阶段，且只能够打印单一的材料和密度。

近些年来，随着 3D 打印技术的进步，打印的模型可以准确地再现患者局部的解剖结构。到了 2012 年，可以使用多种材料和密度进行打印的打印机问世。新型打印机的出现有助于研究人员和临床医生制造空间和解剖上更加准确逼真的模型，不仅有利于外科医生的培训，还便于患者的宣教和协助复杂手术的规划（Narayanan 等，2015；Tai 等，2015；Zheng 等，2016；Ploch 等，2016）。

本章的目的是探讨 3D 打印技术的发展、成品

V. Waran, F.R.C.S. (Neurosurg) (✉)
Department of Surgery, University of Malaya, Kuala Lumpur, Malaysia

University of Malaya Specialist Centre, Kuala Lumpur, Malaysia

Centre for Biomedical and Technology Integration (CBMTI), Kuala Lumpur, Malaysia
e-mail: cmvwaran@gmail.com; cmvwaran@um.edu.my

V. Narayanan, F.R.C.S. (Neurosurg) · R. Karrupiah, M.S. (Surg) · C.Y. Cham, M.B.B.S.
Centre for Biomedical and Technology Integration (CBMTI), Kuala Lumpur, Malaysia

的使用、面对的挑战以及未来可能的应用前景等。

6.3 颅骨和面部植入物

3D 打印技术在神经外科领域的最初应用可以追溯到颌面部手术，外科医生通过该手术予以重建和修复因发育、创伤或手术继发的面部和颅骨的缺损（Solaro 等，2008；Winder 等，1999；Dean 等，2003；Rotaru 等，2012）。由于面部骨骼和颅骨的几何形状极其复杂，在通常情况下，外科医生很难对钢板进行精确的塑形以提供合适的美学重建（Caro-Osorio 等，2013；Marbacher 等，2012；Fathi 等，2008）。由于对大多数这样的重建手术来说，主要的缺陷部位都涉及骨性结构，所以 3D 打印技术被看作是一个理想的选择。

计算机成像技术应用于骨缺损重建通常是基于对正常侧进行镜像复制的方法来实现。但由于患者常常伴有双侧缺损，导致基于镜像原理的"改良解剖模型"方式并不总是可行（Christensen 和 Rybicki，2017）。所以，就需要特定的计算机算法进行镜像复制或重新构建。此外，最初使用的重建钢板都是根据重建的计算机图形进行手工塑形的（Caro-Osorio 等，2013；Marbacher 等，2012；Fathi 等，2008；Shah 等，2014）。

3D 打印技术出现后，可以将以计算机修复后的形态打印制作成模型，从而允许医生将钛板根据缺损部位修复后的形态进行塑形和重建。并在灭菌和手术之前，将塑形好的钛板在缺损模型上先进行测试（Solaro 等，2008；Winder 等，1999；Dean 等，2003；Rotaru 等，2012；D'Urso 等，2000）。

基于以上初始经验，3D 打印技术在神经外科的应用就拓展到了颅骨缺损修补的手术中。对于严重的头颅外伤患者，常常需要去除大块的颅骨来控制颅内压升高，因此 3D 打印技术在神经外科手术领域中会是一个巨大的需求。

在过去，颅骨重建使用的多是自体颅骨，即首次手术摘除的颅骨，将其植入患者腹部或者冻干保存，以备后续使用（Shah 等，2014；Iwama 等，2003；Grossman 等，2007；Shoakazemi 等，2009）。长期以来，自体骨骼在保存过程中会出现塌陷、降解或感染等问题（Shoakazemi 等，2009；Gooch 等，2009）。后来，人们将首次手术时取出颅骨瓣进行冷冻保存，之后进行灭菌后再行植入。但不幸的是，这种方法使得大量患者的自体颅骨再次植入后发生了降解，导致了大面积的颅骨缺损。除此以外，患者通常还会感到在降解缺损边缘处的疼痛。最终，这种自体骨植入法也逐渐被淘汰，多种金属和丙烯酸材料开始逐渐被应用于颅骨重建领域（Caro-Osorio 等，2013；Marbacher 等，2012；Fathi 等，2008；Shah 等，2014）。上述材质的模具需在术中进行原位成形，通常是徒手或在尽可能少的辅助设备下进行操作。这不仅延长了手术时间，并且还出现了契合度差及欠美观等问题。

当钛合金等金属板材被投入使用时，为吻合缺损区域的轮廓，医生必须对钛板进行切割和弯曲，这通常会导致植入的钛板留下锋利的边缘，从而增加外科医生割伤自己的风险。此外，钛板锋利的边缘和尖锐的棱角会对皮瓣加压，而导致覆盖区域皮肤的疼痛，甚至会刺破皮肤（Shah 等，2014；Gooch 等，2009）。

基于 3D 打印的颅骨植入物可以解决以上提及的大部分问题。使用标准的打印方法，可以创建颅骨减压切除部位的模型，并可以在该模型上对钛板进行切割、压缩和塑形，从而获得良好的匹配度（图 6.1）。这种预制的颅骨植入钛板可以经消毒后被植入体内使用。除了钛金属，像丙烯酸和聚醚醚酮（PEEK）等材料也可以用相同的方法来制作植入物（Caro-Osorio 等，2013；Marbacher 等，2012；Fathi 等，2008；Shah 等，2014；D'Urso 等，2000；Rosenthal 等，2014）。

因为患者的颅骨缺损区域会进行重塑，所以最初因行减压术时去除的颅骨不能用作植入物的模板。

有些外科医生会使用连续沉积的方法直接通过

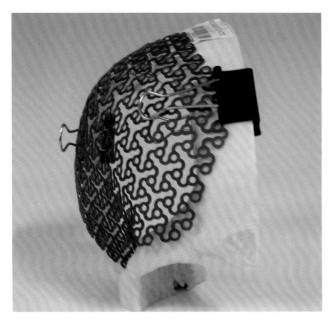

图 6.1　钛板贴合在 3D 打印的颅骨缺损模型上。

3D 打印制作钛板，虽然这种方法无须切割和重新塑形，但这种先进的 3D 打印技术比先前介绍的方法更加昂贵，因此对个别患者来说，在使用之前需评估手术的成本（Winder 等，1999；Dean 等，2003）。

6.4　3D 打印模型用于手术模拟和训练

首个 3D 打印的颅骨模型是用来研究骨骼病理学的。像原始的商业打印机 Z Corp，ZPrinter® 450（South Carolina，USA），仅使用一种材料打印就能够很好的模拟骨骼结构，而之后的步骤就是要验证模型的解剖和空间的准确性。验证工作使用了标准影像导航工作站 Medtronic StealthStation®S7™ 系统（Colorado，USA）和 BrainLab Kolibri™（Heimstetten，GER），将 3D 打印的颅骨模型与实际的影像数据进行匹配，发现该模型可以达到以假乱真的效果，让手术导航仪误以为模型就是患者的颅骨。研究者还发现所有预选的解剖标定点在空间上都是准确的（Waran 等，2012）（图 6.2）。

由于现实中对患者的手术不仅仅会涉及骨骼结构，还包括各种软组织成分，因此有人进行了一些尝试，在面部骨骼表面创作一个"人脸"去准确地重建

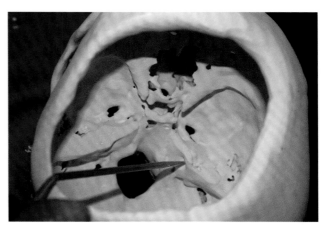

图 6.2　使用 Z Corp，Z Printer 450 打印机打印的颅骨模型用于验证空间精度。

面部。一开始曾尝试将胶乳浇注到模具表面，虽然这样能够准确地塑造出一个人的面部，但这个过程会耗费大量人力，而且经过一段时间后，乳胶还会自发收缩并挤压起支撑作用的下层"骨性结构"（图 6.3）。

下一个技术上的飞跃是多种材料打印机的诞生。这使我们可以用不同密度的材料进行模型打印，比如骨骼和软组织，从而可以在不同的组织之间形成不同的界面（Stratasys Objet500 Connex™）。这项技术面临的挑战是，让各种不同的组织能够以

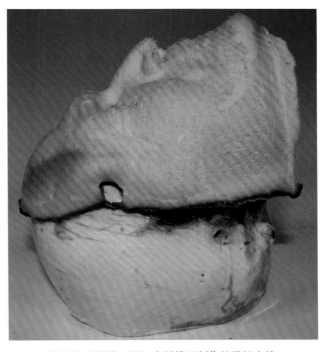

图 6.3　使用乳胶覆盖"骨"表层模型制作的模拟人脸。

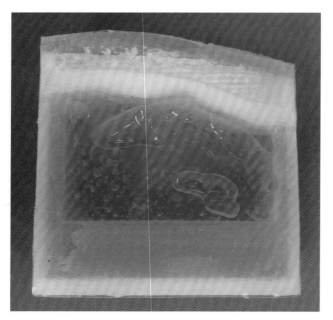

图 6.4 皮肤、颅骨、硬脑膜和肿瘤的横截面。

符合"解剖或外科需求的形式"彼此联结起来。

多材料打印技术可以实现如下场景：展示皮瓣从颅骨上分离，使用标准开颅器进行颅骨钻孔将铣刀正确置入颅骨与硬脑膜之间的界面，将硬脑膜从颅骨内面剥离，避免对深部脑组织结构的破坏（图 6.4 和视频 1）。

基于上述特点，利用真实患者病灶的影像数据，我们可以成功创建 3D 模型。培训人员能够在这些模型上进行各种形式的标准神经外科手术操作训练，例如：

（1）头部定位。

（2）基于神经导航制订手术方案。

（3）进行标准的开颅手术，包括暴露和切除简单的皮质肿瘤（Waran 等，2014a；Waran 等，2014b）。

这些模型作为手术模拟道具的优势在于，既有真实的病变呈现，还有准确的病史和医学影像数据的支持。可以使用常规神经外科手术中所有的标准手术工具，增强手术模拟体验的真实感，并且还可以提供现有的"基准箱"和复杂虚拟模拟设备所没有的触觉反馈。

目前可用的神经外科教学模型包括：

（1）含图像配准、皮瓣规划和骨瓣切取的基

本模型。

（2）用于复杂的立体定向手术设计的教学模型。

（3）内镜模型——用于脑室内（视频 2）和经鼻手术。

（4）脊柱模型——颈椎和腰椎前路和后路手术（视频 3）。

尽管模型可以使用多种材料打印，但初始模型建议最好只使用两种组织密度和一个交互层面制作，例如打印骨骼和皮肤。

最新的多种材料打印机使 3D 打印模型变得更加栩栩如生。打印的内镜脑室内模型可以将脑室内肿瘤置身于充满液体的脑室中。类似地，内镜经蝶窦模型可以通过创建多个骨壁、鞍内肿瘤，以及用以模拟颈动脉的圆柱形管来包围肿瘤（图 6.5 和图 6.6a、b）。

这些模型已被用在"手术入路实训班"，以及初级到高级等各层次外科医生的培训课程（Narayanan 等，2015；Waran 等，2014b；Waran 等，2015）。随着打印机技术不断进步，彩印组织、多种密度的组织打印、显微解剖和血管的触觉反馈等技术将会在未来投入使用。

6.5　术前和术中手术模拟

在大众眼里，在精准医学领域中使用 3D 打印技术已经激发了手术模拟方面丰富的想象力。在过

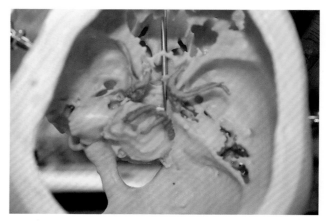

图 6.5　Willis 环和斜坡脑膜瘤。

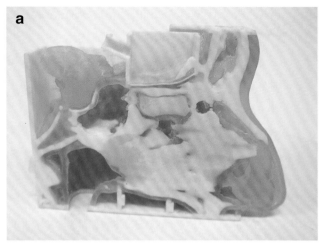

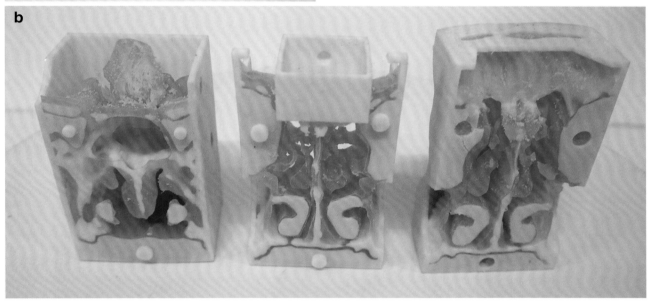

图 6.6　a、b. 垂体瘤患者从鼻尖至蝶鞍的矢状和横截面图，前方的一个水槽用来模拟脑脊液漏。

去 3～4 年中，3D 打印机已应用于各种复杂且不常进行的手术的术前计划制订和术中辅助。3D 打印技术充分展示了他们在帮助手术医生理解解剖结构方面的重要作用，即便在相似的疾病上，不同患者病灶的 3D 解剖结构仍然存在巨大差别。

这些模型已被小儿神经-颌面外科团队应用于复杂的颅缝早闭儿童的手术中。基于患者的定制化模型有助于规划术中所需的截骨范围，并评估疾病的进展程度（Poukens 等，2003；Gateno 等，2003）。

个体化模型也被应用于复杂的颅底肿瘤手术，医生使用这种模型可以协助评估手术入路的选择（Kondo 等，2016；Pacione 等，2016；Oyama

等，2015）。

近期，3D 模型被用于复杂血管病变治疗的规划。在这些病例中，3D 模型主要用来辨别血管和邻近脑组织之间复杂的解剖关系（Ryan 等，2016；Wurm 等，2011；Thawani 等，2016）。

6.6　协助开展知情同意过程

在医生和患者进行手术知情同意的沟通时，为使患者更易理解对疾病治疗措施的解释，3D 打印模型表现出了重要的作用。外科医生借助这些符合原位病变的个性化定制模型向患者及家属解释病情。通过 3D 重建的实体模型可以更好地向非医学背景的患者及家属解释手术方式、解剖结构及可能的并发症。3D 打印可以很好地协助开展知情同意的过程（Liew 等，2015；Jones 等，2016）。

6.7 3D 打印的缺点

3D 打印技术的主要且唯一可能的缺点就是时间和成本。在开始打印之前，需要专业的知识和大量的时间来分割重要的解剖结构。虽然在某些特定的环节，打印时间可被缩短，但是一个复杂的 3D 打印模型可以耗费一整天的时间。多功能打印机购买费用和专业人员初始运行费都很昂贵，加上不断

上涨的医疗服务成本，最终可能导致所有患者无法负担起如此昂贵的费用。因此，这种技术更多的是针对需要精细术前规划的复杂手术患者（Martelli 等，2016；Ionita 等，2014）。

6.8 结论

自早期激光烧结树脂模型诞生以来，3D 打印技术已经取得了突飞猛进的进展。现在能够基于单个患者建立准确且经济有效的个体化模型，来辅助手术、手术操作培训和患者病情告知等。综上所述，3D 打印技术是神经外科非常有用的工具。

参·考·文·献

[1] Caro-Osorio E, De la Garza-Ramos R, Martínez-Sánchez SR, Olazarán-Salinas F. Cranioplasty with polymethylmethacrylate prostheses fabricated by hand using original bone flaps: technical note and surgical outcomes. Surg Neurol Int. 2013; 4: 136.

[2] Christensen A, Rybicki FJ. Maintaining safety and efficacy for 3D printing in medicine. 3D Print Med. 2017; 3: 1.

[3] D'Urso PS, Earwaker WJ, Barker TM, Redmond MJ, Thompson RG, Effeney DJ, Tomlinson FH. Custom cranioplasty using stereolithography and acrylic. Br J Plast Surg. 2000; 53(3): 200-4.

[4] Dean D, Min KJ, Bond A. Computer aided design of large-format prefabricated cranial plates. J Craniofac Surg. 2003; 14(6): 819-32.

[5] Eltorai AE, Nguyen E, Daniels AH. Three-dimensional printing in orthopedic surgery. Orthopedics. 2015; 38(11): 684-7.

[6] Fathi AR, Marbacher S, Lukes A. Cost-effective patient-specific intraoperative molded cranioplasty. J Craniofac Surg. 2008; 19(3): 777-81.

[7] Gateno J, Teichgraeber JF, Xia JJ. Three-dimensional surgical planning for maxillary and midface distraction osteogenesis. J Craniofac Surg. 2003; 14(6): 833-9.

[8] Gooch MR, Gin GE, Kenning TJ, German JW. Complications of cranioplasty following decompressive craniectomy: analysis of 62 cases. Neurosurg Focus. 2009; 26(6): e9.

[9] Grossman N, Shemesh-Jan HS, Merkin V, Gideon M, Cohen A. Deep-freeze preservation of cranial bones for future cranioplasty: nine years of experience in Soroka University Medical Center. Cell Tissue Bank. 2007; 8(3): 243-6.

[10] Ionita CN, Mokin M, Varble N, Bednarek DR, Xiang J, Snyder KV, Siddiqui AH, Levy EI, Meng H, Rudin S. Challenges and limitations of patient-specific vascular phantom fabrication using 3D Polyjet printing. Proc SPIE Int Soc Opt Eng. 2014; 9038: 90380M.

[11] Iwama T, Yamada J, Imai S, Shinoda J, Funakoshi T, Sakai N. The use of frozen autogenous bone flaps in delayed cranioplasty revisited. Neurosurgery. 2003; 52(3): 591-6. discussion 595-6.

[12] Jones DB, Sung R, Weinberg C, Korelitz T, Andrews R. Three-dimensional modeling may improve surgical education and clinical practice. Surg Innov. 2016; 23(2): 189-95.

[13] Klammert U, Gbureck U, Vorndran E, Rödiger J, Meyer-Marcotty P. Kübler AC.3D powder printed calcium phosphate implants for reconstruction of cranial and maxillofacial defects. J Craniomaxillofac Surg. 2010; 38(8): 565-70.

[14] Kondo K, Harada N, Masuda H, Sugo N, Terazono S, Okonogi S, Sakaeyama Y, Fuchinoue Y, Ando S, Fukushima D, Nomoto J, Nemoto M. A neurosurgical simulation of skull base tumors using a 3D printed rapid prototyping model containing mesh structures. Acta Neurochir. 2016; 158: 1213.

[15] Kozakiewicz M, Elgalal M, Loba P, Komuński P, Arkuszewski P, Broniarczyk-Loba A, Stefańczyk L. Clinical application of 3D pre-bent titanium implants for orbital floor fractures. J Craniomaxillofac Surg. 2009; 37(4): 229-34.

[16] Li J, Li P, Lu H, Shen L, Tian W, Long J, Tang W. Digital design and individually fabricated titanium implants for the reconstruction of traumatic zygomatico-orbital defects. J Craniofac Surg. 2013; 24(2): 363-8.

[17] Liew Y, Beveridge E, Demetriades AK, Hughes MA. 3D printing of patient-specific anatomy: a tool to improve patient consent and enhance imaging interpretation by trainees. Br J Neurosurg. 2015; 29(5): 712-4. doi: 10.3109/02688697.2015.1026799.

[18] Marbacher S, Andereggen L, Erhardt S, Fathi AR, Fandino J, Raabe A, Beck J. Intraoperative template-molded bone flap reconstruction for patient-specific cranioplasty. Neurosurg Rev. 2012; 35(4): 527-35.

[19] Martelli N, Serrano C, van den Brink H, Pineau J, Prognon

P, Borget I, El Batti S. Advantages and disadvantages of 3-dimensional printing in surgery: a systematic review. Surgery. 2016; 159: 1485.

[20] Mavili ME, Canter HI, Saglam-Aydinatay B, Kamaci S, Kocadereli I. Use of three-dimensional medical modeling methods for precise planning of orthognathic surgery. J Craniofac Surg. 2007; 18(4): 740–7.

[21] McGurk M, Amis AA, Potamianos P, Goodger NM. Rapid prototyping techniques for anatomical modelling in medicine. Ann R Coll Surg Engl. 1997; 79(3): 169–74.

[22] Müller A, Krishnan KG, Uhl E, Mast G. The application of rapid prototyping techniques in cranial reconstruction and preoperative planning in neurosurgery. J Craniofac Surg. 2003; 14(6): 899–914.

[23] Naftulin JS, Kimchi EY, Cash SS. Streamlined, inexpensive 3D printing of the brain and skull. PLoS One. 2015; 10(8): e0136198.

[24] Narayanan V, Narayanan P, Rajagopalan R, Karuppiah R, Rahman ZA, Wormald PJ, Van Hasselt CA, Waran V. Endoscopic skull base training using 3D printed models with pre-existing pathology. Eur Arch Otorhinolaryngol. 2015; 272(3): 753–7.

[25] Oyama K, Ditzel Filho LF, Muto J, de Souza DG, Gun R, Otto BA, Carrau RL, Prevedello DM. Endoscopic endonasal cranial base surgery simulation using an artificial cranial base model created by selective laser sintering. Neurosurg Rev. 2015; 38(1): 171–178. discussion 178. doi: 10.1007/s10143-014-0580-4.

[26] Pacione D, Tanweer O, Berman P, Harter DH. The utility of a multimaterial 3D printed model for surgical planning of complex deformity of the skull base and craniovertebral junction. J Neurosurg. 2016; 125: 1194.

[27] Ploch CC, Mansi CS, Jayamohan J, Kuhl E. Using 3D printing to create personalized brain models for neurosurgical training and preoperative planning. World Neurosurg. 2016; 90: 668. doi: 10.1016/j. wneu.2016.02.081. pii: S1878-8750(16)00326-0.

[28] Poukens J, Haex J, Riediger D. The use of rapid prototyping in the preoperative planning of distraction osteogenesis of the cranio-maxillofacial skeleton. Comput Aided Surg. 2003; 8(3): 146–54.

[29] Rengier F, Mehndiratta A, von Tengg-Kobligk H, Zechmann CM, Unterhinninghofen R, Kauczor HU, Giesel FL. 3D printing based on imaging data: review of medical applications. Int J Comput Assist Radiol Surg. 2010; 5(4): 335–41.

[30] Rosenthal G, Ng I, Moscovici S, Lee KK, Lay T, Martin C, Manley GT. Polyetheretherketone implants for the repair of large cranial defects: a 3-center experience. Neurosurgery. 2014; 75(5): 523–9.

[31] Rotaru H, Stan H, Florian IS, Schumacher R, Park YT, Kim SG, Chezan H, Balc N, Baciut M. Cranioplasty with custom-made implants: analyzing the cases of 10 patients. J Oral Maxillofac Surg. 2012; 70(2): e169–76.

[32] Ryan JR, Almefty K, Nakaji P, Frakes DH. Cerebral aneurysm clipping surgery simulation using patient-specific 3D printing and silicone casting. World Neurosurg. 2016; 88: 175. doi: 10.1016/j.wneu.2015.12.102. pii: S1878-8750(16)00112-1.

[33] Shah AM, Jung H, Skirboll S. Materials used in cranioplasty:

a history and analysis. Neurosurg Focus. 2014; 36(4): E19.

[34] Shoakazemi A, Flannery T, McConnell RS. Long-term outcome of subcutaneously preserved autologous cranioplasty. Neurosurgery. 2009; 65(3): 505–10.

[35] Solaro P, Pierangeli E, Pizzoni C, Boffi P, Scalese G. From computerized tomography data processing to rapid manufacturing of custom-made prostheses for cranioplasty. Case report. J Neurosurg Sci. 2008; 52(4): 113–6. discussion 116.

[36] Tai BL, Rooney D, Stephenson F, Liao PS, Sagher O, Shih AJ, Savastano LE. Development of a 3D-printed external ventricular drain placement simulator: technical note. J Neurosurg. 2015; 123(4): 1070–6.

[37] Thawani JP, Pisapia JM, Singh N, Petrov D, Schuster JM, Hurst RW, Zager EL, Pukenas BA. 3D-printed modeling of an arteriovenous malformation including blood flow. World Neurosurg. 2016; 90: 675. pii: S1878-8750(16)30022-5.

[38] Waran V, Menon R, Pancharatnam D, Rathinam AK, Balakrishnan YK, Tung TS, Raman R, Prepageran N, Chandran H, Rahman ZA. The creation and verification of cranial models using three-dimensional rapid prototyping technology in field of transnasal sphenoid endoscopy. Am J Rhinol Allergy. 2012; 26(5): e132.

[39] Waran V, Narayanan V, Karuppiah R, Owen SL, Aziz T. Utility of multimaterial 3D printers in creating models with pathological entities to enhance the training experience of neurosurgeons. J Neurosurg. 2014a; 120(2): 489–92.

[40] Waran V, Narayanan V, Karuppiah R, Pancharatnam D, Chandran H, Raman R, Rahman ZA, Owen SL, Aziz TZ. Injecting realism in surgical training-initial simulation experience with custom 3D models. J Surg Educ. 2014b; 71(2): 193–7.

[41] Waran V, Narayanan V, Karuppiah R, Thambynayagam HC, Muthusamy KA, Rahman ZA, Kirollos RW. Neurosurgical endoscopic training via a realistic 3-dimensional model with pathology. Simul Healthc. 2015; 10(1): 43–8.

[42] Webb PA. A review of rapid prototyping (RP) techniques in the medical and biomedical sector. J Med Eng Technol. 2000; 24(4): 149–53.

[43] Winder J, Cooke RS, Gray J, Fannin T, Fegan T. Medical rapid prototyping and 3D CT in the manufacture of custom made cranial titanium plates. J Med Eng Technol. 1999; 23(1): 26–8.

[44] Wurm G, Lehner M, Tomancok B, Kleiser R, Nussbaumer K. Cerebrovascular biomodeling for aneurysm surgery: simulation-based training by means of rapid prototyping technologies. Surg Innov. 2011; 18(3): 294–306.

[45] Yang M, Li C, Li Y, Zhao Y, Wei X, Zhang G, Fan J, Ni H, Chen Z, Bai Y, Li M. Application of 3D rapid prototyping technology in posterior corrective surgery for Lenke 1 adolescent idiopathic scoliosis patients. Medicine (Baltimore). 2015; 94(8): e582.

[46] Zhang Z, Zhang R, Song Z. Skull defect reconstruction based on a new hybrid level set. Biomed Mater Eng. 2014; 24(6): 3343–51.

[47] Zheng YX, Yu DF, Zhao JG, Wu YL, Zheng B. 3D printout models vs. 3D-rendered images: which is better for preoperative planning? J Surg Educ. 2016; 73(3): 518–23.

第7章

心血管 3D 打印

Andreas A. Giannopoulos, Dimitris Mitsouras,
Betty Anne Schwarz, Karin E. Dill, and Frank J. Rybicki

7.1 引言

心血管领域 3D 打印的巨大潜力正在被逐步挖掘，迄今为止，3D 打印已被用于增强算法管理和复杂心血管治疗的规划。由早期的相关研究证据作为理论基础，目前 3D 打印技术主要集中应用在心脏结构、瓣膜和先天性心脏病等方面。在 3D 可视化时代，我们将其定义为在二维屏幕上进行空间体积的描述，虽然其空间关系可以通过新的方法策略进行评估，但终究还是缺乏立体感和触觉的传递能力。现在，3D 打印已经将这种模式扩展为完整的立体呈现模式，在应对复杂心血管病变的情况下，这种"新模式"已然必不可少（Giannopoulos 等，2016a、b；Mitsouras 等，2015）。3D 打印的应用方式主要体现在本章讲述的治疗规划方面。对于放射科医生以及心脏内外科医生来说，本章是很好的学习机会，同时我们将在本书其他章节大篇幅介绍患者宣教的有关内容。

与其他成熟的专业领域（如骨科）不同，3D 打印技术在心血管外科领域受限于模拟心血管组织的打印材料的缺乏。各种合成高分子材料和热塑性塑料在打印时类似于"硬塑料"，因此易于模仿骨骼的形态与质地，而心血管组织打印材料的柔软性与之形成鲜明对比。尽管如此，心血管领域的 3D 打印也在稳步发展，尤其是个体化工具和植入物方向的 3D 打印已在学科内崭露头角。同时还有一个日渐发展的研究领域是通过 3D 打印实现的，即患者特异性血流分析，否则这种研究在离体实验中是无法实现的。总而言之，对于医疗专业人员以及渴望了解自身疾病及相关治疗措施的患者群体来说，3D 打印已成为一种有效的教学方法。

A.A. Giannopoulos (✉)
Cardiac Imaging, Department of Nuclear Medicine, University Hospital Zurich, Raemistrasse 100, 8091 Zurich, Switzerland
Applied Imaging Science Lab, Radiology Department, Brigham and Women's Hospital, Harvard Medical School, Boston, MA, USA
e-mail: andgiannop@hotmail.com

D. Mitsouras
Applied Imaging Science Lab, Radiology Department, Brigham and Women's Hospital, Harvard Medical School, Boston, MA, USA

B.A. Schwarz · F.J. Rybicki
Department of Radiology, The University of Ottawa Faculty of Medicine and The Ottawa Hospital Research Institute, Ottawa, ON, Canada

K.E. Dill
Department of Radiology, University of Massachusetts Medical School, Worcester, MA 01655, USA

7.2　先天性心脏病

　　婴儿先天性心脏病（CHD）可能是 3D 打印最早得到应用和文献报道的领域。尽管房间隔缺损（ASD）和室间隔缺损（VSD）以及动脉导管未闭（PDA）的患儿无须借助 3D 打印，仅通过常规手段即可获得较好的疗效；但对于中重度 CHD 患儿（每 1 000 例存活婴儿中有 6～9 例）（Hoffman 和 Kaplan，2002；van der Linde 等，2011）而言，使用 3D 打印技术可以提高血流动力学方面的手术效果，进而使患儿获益。另外，在透视手术前，利用 3D 打印模型进行手术规划，可以缩短透视时间、减少所需碘造影剂的剂量。同样，尽管由于对照数据的缺乏使得特殊手术的数据收集存在不确定性，但毫无疑问的是，术前采用 3D 打印模型指导开放性手术，可减少患儿所需的麻醉剂量、缩短体外循环时间。

　　一般而言，先天性心脏病存在一个关键问题，即特定的病理变化对应的表现却多样化，这就给外科医生带来了挑战，同时也使得医疗教学难度增大。与此同时，这种异质性也在某种程度上体现了 3D 打印在个体化医疗中的优势。因此，在复杂先心病患者的诊断和手术治疗基础之上，建立先进成熟的 3D 打印实验室也是顺理成章的。用于术前规划的模型通常以透明的柔性材料制作，这样在规划手术时医生就能够对模型进行切割和弯曲并实现复杂手术视野的预览，如果没有 3D 打印技术，那这些在术前是不可能实现的，尤其对于刚入行的实习医生来说更不可能（Schrot 等，2014）（图 7.1）。

　　在间隔缺损的病例中，3D 打印的优势没有得到充分的体现。基于 CT、MRI 和 3D 超声心动图数据的 3D 打印以及用于生成模型的后处理步骤，对于辅助和修正补片设计和术中封堵器的引导有很高的利用价值（Chaowu 等，2016；Kim 等，2008）。心脏的 3D 打印也可囊括大血管（Riesenkampff 等，2009；Schmauss 等，2015；Shiraishi 等，2014，2010；Noecker 等，2006；Olivieri 等，2015；Giannopoulos 等，2015；Samuel 等，2015）。其他的例

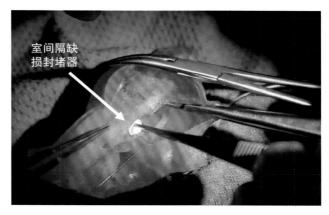

图 7.1　右心室双出口的柔性材料 3D 打印模型，用于室间隔缺损修补的实践培训（由加拿大多伦多大学儿童医院的 Shi Joon Yoo 教授供图）。

子还包括继发孔型房间隔缺损 3D 重建（Faganello 等，2015），房间隔缺损的术前评估和堵塞试验，以避免不必要的手术（Chaowu 等，2016），室间隔缺损也是同样（Olivieri 等，2015）。另外，3D 打印也已被应用于先天性肌性室间隔缺损封堵器尺寸和穿过缺损处入路的选择（Kim 等，2008）。

7.2.1　儿童和成人的复杂先天性心脏病

　　当前，大量个案报道显示了先天性心脏病治疗过程中使用 3D 打印技术的优势（Riesenkampff 等，2009；Noecker 等，2006；Matsumoto 等，2015；Mottl-Link 等，2008；Olivieri 等，2014；Ryan 等，2015；Shirakawa 等，2016；Sodian 等，2008；Valverde 等，2015）。在该领域中，3D 打印最重要的贡献是辅助右心室双出口（DORV）的治疗（Farooqi 等，2016；Yoo 等，2016a、b；Greil 等，2007；Vodiskar 等，2017）。除了与室间隔缺损相关的多样性（通常存在）以外，漏斗部和心脏内部结构多样性也会导致手术入路的个体化差异。这些已在模型库（IMIB-CHD n.d.）中总结和收录，该模型库提供了柔性 3D 打印模型，可应用于解剖教学，同时还为几项外科培训的组织提供支持（Yoo 等，2016a、b）。

　　法洛四联症（TOF）也具有变异性，该病患儿也从 3D 打印模型的应用中受益匪浅。例如对于合并肺动脉闭锁的法洛四联症，3D 打印模型可用于

明确包括侧支循环在内的肺血管的解剖结构（Ryan 等，2015），以供术中参考（Ngan 等，2006）。同样，左心发育不全综合征（Shiraishi 等，2006，2014；Kiraly 等，2016）和大血管转位（Valverde 等，2015）的患儿也从 3D 打印中获益良多。

7.3　成人心脏病

7.3.1　左心耳封堵

对于非瓣膜性房颤患者而言，排除左心耳内循环血流的需求越来越高，当存在抗凝的相对禁忌证时，它可以作为预防血栓栓塞的替代疗法（Holmes 等，2014）。这种治疗方法操作上与房颤治疗的其他方法类似，使用 X 线引导下的经食道超声是目前的标准方案，但临床医生们越来越重视对术前 CT 数据的应用。由于左心耳的解剖结构多样，虽然现在有几种器械可供选择，但在器械的最佳尺寸方面可能仍存在相当大的争议和不确定性。一旦临床上决定使用某种器械，其尺寸大小就至关重要，因为不论是闭合不全还是器械尺寸超出组织耐受范围都将导致严重手术并发症。3D 打印一方面可以帮助确定器械最佳型号，同时能够对手术过程进行模拟和教学。其中，模拟和教学方面的应用将受益于可更好地模拟心肌的打印材料。

7.3.2　肥厚型梗阻性心肌病

肥厚型梗阻性心肌病的病情更为多样，但总体上具有左心室离心性肥大和局部肥大的病理生理学变化（Maron 等，2016）。虽然大多数患者都接受了药物治疗，但仍可以通过室间隔肌纤维切除来减少对流出至主动脉血流的阻塞（Gersh 等，2011；Elliott 等，2014；Maron 等，2011）。成像方法通常采用心脏磁共振，3D 打印模型可为流出道的三维定位与关键触觉解剖的反馈提供独特的视角（Yang 等，2015）（图 7.2）。在理论上，一个包含二尖瓣前叶收缩期前向运动的 3D 打印模型是非常有价值

的，因为手术医生可以将它连接到流量泵上，便于在空间上模拟和理解心动周期全程的这一运动过程及其与流出道的关系。

7.3.3　心脏肿瘤

3D 打印促进了临床医生对特殊心血管肿瘤治疗方案的深入理解。虽然 3D 可视化可以根据个体化的 MRI 描述心肌的情况，但 3D 打印模型可充分显示肿瘤与其累及的相邻结构之间的关系（Jacobs 等，2008；Schmauss 等，2013；Son 等，2015；Al Jabbari 等，2016）。

7.3.4　瓣膜疾病

近十年来，瓣膜病的治疗手段出现了高度创新。通过技术和器械的进步，两种主要的治疗手段成为现实：经导管主动脉瓣修复术（TAVR）（Schmauss 等，2012；Webb 和 Lauck，2016）和经导管二尖瓣修复术（TMVR）。这两种术式有两个共同的主要特点：首先，它们的创伤远低于传统的开胸瓣膜手术；第二个特征也是第一个特征的结果，由于没有进行开放性手术，就没有机会观察和理解瓣膜的真实三维解剖。因为不同患者的心脏解剖结构存在差异，同时术者对于这些相关新术式的经验也不尽相同，因此，病理学层面的瓣膜 3D 打印出现并不断发展，目前可以利用 3D 打印的优势整合多模态成像，即将超声心动图和 CT、MRI 相结合。

TAVR 的手术量不断攀升、应用范围持续扩大（Webb 和 Lauck，2016），对于许多患者来说，TAVR 目前已被证实是一种安全的手术替代治疗方式（Nishimura 等，2014；Moat，2016），并且其作用也日益重要（Webb 和 Lauck，2016）。虽然操作过程并不复杂，但越来越多的证据表明，3D 打印模型在病理学解剖结构和血流动力学呈现，以及并发症高风险患者钙化灶的显示等方面具有明确的作用（Gallo 等，2016）。借助 3D 打印模型，主动脉瓣狭窄已能够得到很好的处理，这些模型可用于 TAVR 的术前规划（Maragiannis 等，2015）（图

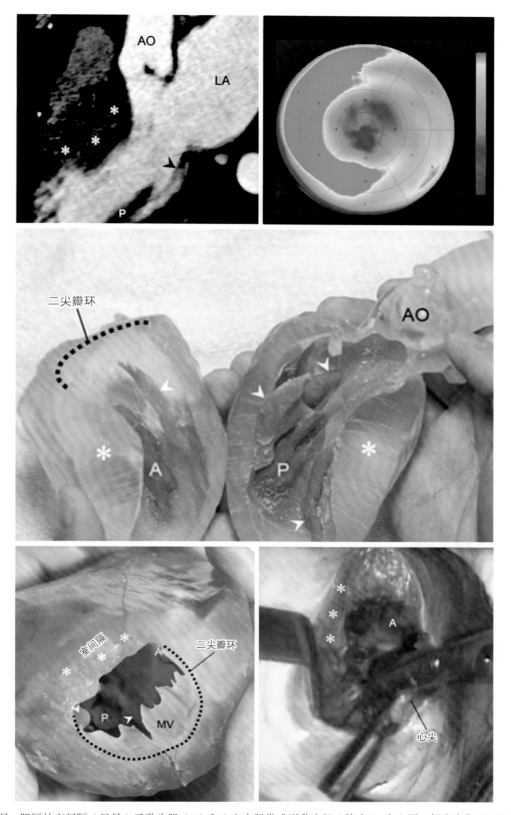

图 7.2 左上图：肥厚的室间隔（星号）后乳头肌（P）和心室内肌带或副乳头肌（箭头）。右上图：舒张末期 CT 生成的靶心图显示了肥大程度（红色区域，厚度＞ 15 mm）。第二行：彩色 3D 打印模型显示肥厚的室间隔（星号）、乳头肌（A，前乳头肌；P，后乳头肌）和心室内肌带（星号）。第三行：心尖入路的术中视图显示，模型和患者左心室腔的视野有限。AO，主动脉；LA，左心房；LV，左心室；MV，二尖瓣（Yang et al. Circulation. 2015; 132: 300-301）。

7.3）。在部分患者当中，如手术入路计划通过心尖部，那么除了瓣膜外，还可以打印心肌模型来辅助完成治疗规划（Fujita 等，2015）。随着人们对所谓"瓣中瓣手术"（即将第二个瓣膜置于第一个瓣膜内）的兴趣日益提高，这就产生了另一个潜在的使用指征，即物理模型可用于将患者分为外科治疗和经皮治疗两个候选组，并且在再次考虑 TAVR 治疗时，借助物理模型能得到最精确的测量结果，从而筛选出最佳的植入瓣膜（Fujita 等，2015）。

采用更加柔软的材料，能更好地模拟正常和病变组织的生理状态，这是一个重大突破，它使得打印的模型可以更好地模拟狭窄主动脉瓣的受损后功能（Maragiannis 等，2014）。在并发症方面，轻度瓣周漏的意义目前仍存在争议。然而，当表现为中度瓣周漏时，其对瓣膜功能和患者生存均存在负面影响（Figulla 等，2016）。如果瓣周漏需要进行手术干预，通常首选经皮入路（Sorajja 等，2011），这时 3D 打印的模型就可以指导手术的实施。相

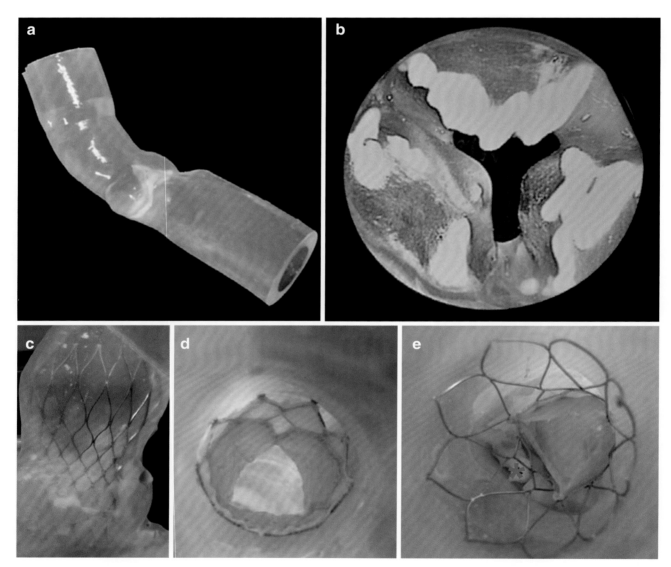

图 7.3　主动脉瓣狭窄的 3D 打印。由 CT 影像生成的严重主动脉瓣狭窄的 3D 打印模型（a、b）；主动脉壁组织用柔性透明材料打印，钙化灶用硬性不透明材料打印。使用该模型进行流量试验得到的功能特征结果与用超声波行体内评估所得到的结果相似。3D 打印模型中经导管放置的瓣膜（c），借助内镜自左心室流出道（d）和主动脉（e）角度进行观察，可以观察钙化灶（图 e 中的红色星号）周围自膨式支架的最终结构（Maragiannis D et al. J Am Coll Cardiol. 2014 Sep 9; 64(10): 1066-1068；图 a～c）（Maragiannis D et al. Circ Cardiovasc Imaging. 2015; 8:e003626；图 d、e）。

反，常规 TAVR 前 CT 生成的主动脉根部复合体柔性 3D 打印模型（Dill 等，2013），经超声心动图测定证实也可以对术后瓣周漏进行预测（Ripley 等，2016），该模型可有助于将瓣周漏的并发症发生率降至最低。

主动脉瓣手术微创治疗的成功无疑也促进了二尖瓣疾病治疗方式的发展。一些研究表明瓣膜器械也是可打印的（Binder 等，2000；Dankowski 等，2014；Kapur 和 Garg 2014；Mahmood 等，2014、2015；Witschey 等，2014）。打印瓣膜模型所需的成像数据可来源于超声心动图或 CT，且越来越多的临床证据表明，二尖瓣疾病也是 3D 打印的适应证。例如，正常与反流性二尖瓣的打印模型（Witschey 等，2014）已用于确定瓣环成形术时环的选择，并用于增强对术中三维关系的空间理解（Owais 等，2014），同时还可用于评估左心室流出道梗阻的风险（Wang 等，2016）。

对于功能性二尖瓣反流，经导管入路这类经皮入路技术理论上较相应的开放手术风险更低（Figulla 等，2016）。然而，与 TAVR 一样，因避免开放修复手术降低风险的同时，也会付出术中可视化程度降低的代价，如何正确地选择二尖瓣环的大小和避免左室流出道梗阻是目前尚待解决的问题。已有文献支持在术前对于模型的应用经皮瓣环成形系统（Dankowski 等，2014）和二尖瓣夹（Abbott Laboratories，Abbott Park，IL）进行手术模拟（Little 等，2016）（图 7.4）。

7.4　血管的 3D 打印

大血管可以用柔性材料进行 3D 打印，这种材料可用于打印带有动脉瘤、活动性血栓和动脉粥样硬化斑块的空腔血管（图 7.5），并且可以使许多血管疾病的治疗从中获益（Pepper 等，2013；Tam 等，2014；Itagaki 2015；Salloum 等，2016）。此外，还可使用这些模型模拟血流循环，采用适当的方法制作出来的模型可以模拟血管的顺应性

（Biglino 等，2013），从而扩大了这些模型的应用范围，而不仅仅是用于形态学评估。常见的应用包括动脉瘤，例如马方综合征患者的主动脉根部等。3D 打印的模型也使得患者的个体化治疗成为可能，如修复主动脉所需的个体化补片设计（Izgi 等，2015）。这样做可以将风险降至最低，并对自体主动脉做到最大程度保留（Treasure 等，2014；Tam 等，2013）。3D 打印在主动脉疾病中的另一个应用是改善血管内动脉瘤修复的效果，因为在这种场景中，打印的物理模型可以准确呈现复杂动脉瘤的立体结构（Tam 等，2014；Russ 等，2015）。

最后，3D 打印为模拟和测试心血管的血流动力学提供了一种独特且有效的方法。3D 打印的血管模型可为患者个体化定制的手术器械提供试验机会（Russ 等，2015；Meess 等，2017），甚至可以优化成像技术的不足和进行相关假说的验证，而这些在体内条件下是不可能实现的（Mitsouras 等，2015；Nagesh 等，2017）。

7.5　结论

3D 打印技术当前迅猛发展，其在心血管领域的应用也在逐步扩大。当前大部分模型由 CT 和 MRI 影像生成，同时由三维超声心动图生成的模型也越来越多。迄今为止，模型的主要用途是外科手术的术前规划，另外，使用模型进行血管内介入手术的术前规划、结局预测甚至复杂病例的诊断等方面也越来越引起人们的关注。先天性心脏病、瓣膜病患者可从 3D 打印技术中获益，尤其是那些可接受新型微创治疗的病例和特定形式的结构性心脏病以及血管病变患者（尤其是主动脉血管病变的患者）等。这种新的"模式"代表了过去 20 年模式的转变，就像屏幕上的 3D 可视化改变了病变呈现的方式一样。在未来的 10 ～ 20 年中，模型将直接通过无创的影像获取方式生成，即便是最复杂的患者其治疗也能得到简化，同时模型也能为治疗方案选择提供更多的可能。

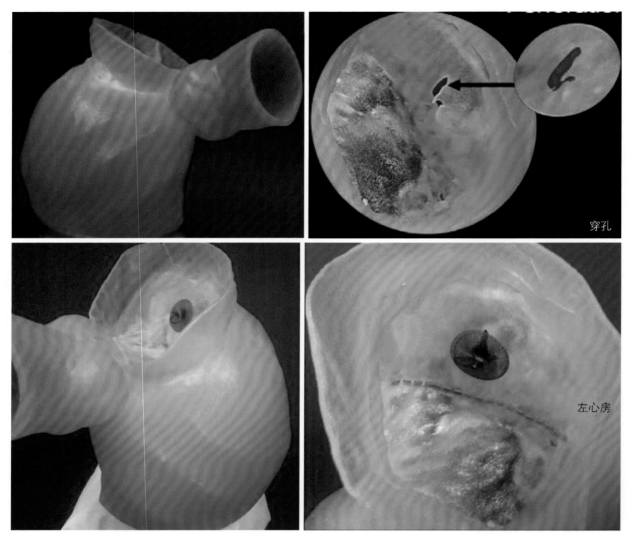

图 7.4 利用 CT 影像制作的 3D 打印模型模拟特定患者的二尖瓣疾病手术。在严重二尖瓣反流伴限制性瓣叶接合和后瓣叶穿孔（右上图）的情况下，借助 CT 影像创建了瓣叶和瓣膜下钙沉积模型（左上图），以协助封堵设备的选择及其尺寸的确定。将 AMPLATZER 导管封堵器 II（St.Jude Medical，St.Paul，Minnesota）穿过后叶穿孔处（左下图），并评估其与瓣叶接合区（右下图；重叠虚线）的潜在相互作用 [Little SH et al. JACC Cardiovasc Interv. 2016 May 9; 9(9): 973－975]。

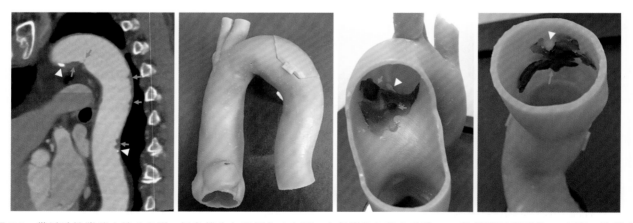

图 7.5 带活动性附壁血栓（左图，绿色箭头）和钙化（左图，白色箭头）的主动脉 CTA 数据用于模型的 3D 打印，该模型包含一个可移除的剪切窗，用于观察主动脉管腔内情况，以了解钙化和血栓的位置和大小，以便进行经皮介入治疗的规划。（ Giannopoulos AA et al. J Thorac Imaging. 2016 Sep; 31(5): 253－272 ）。

参·考·文·献

[1] Al Jabbari O, Abu Saleh WK, Patel AP, Igo SR, Reardon MJ. Use of three-dimensional models to assist in the resection of malignant cardiac tumors. J Card Surg. 2016; 31(9): 581–3.

[2] Biglino G, Verschueren P, Zegels R, Taylor AM, Schievano S. Rapid prototyping compliant arterial phantoms for in-vitro studies and device testing. J Cardiovasc Magn Reson. 2013; 15: 2.

[3] Binder TM, Moertl D, Mundigler G, Rehak G, Franke M, Delle-Karth G, Mohl W, Baumgartner H, Maurer G. Stereolithographic biomodeling to create tangible hard copies of cardiac structures from echocardiographic data: in vitro and in vivo validation. J Am Coll Cardiol. 2000; 35(1): 230–7.

[4] Chaowu Y, Hua L, Xin S. Three-dimensional printing as an aid in transcatheter closure of secundum atrial Septal defect with rim deficiency: in vitro trial occlusion based on a personalized heart model. Circulation. 2016; 133(17): e608–10.

[5] Dankowski R, Baszko A, Sutherland M, Firek L, Kalmucki P, Wroblewska K, Szyszka A, Groothuis A, Siminiak T. 3D heart model printing for preparation of percutaneous structural interventions: description of the technology and case report. Kardiol Pol. 2014; 72(6): 546–51.

[6] Dill KE, George E, Abbara S, Cummings K, Francois CJ, Gerhard-Herman MD, Gornik HL, Hanley M, Kalva SP, Kirsch J, Kramer CM, Majdalany BS, Moriarty JM, Oliva IB, Schenker MP, Strax R, Rybicki FJ. ACR appropriateness criteria imaging for transcatheter aortic valve replacement. J Am Coll Radiol. 2013; 10(12): 957–65.

[7] Elliott PM, Anastasakis A, Borger MA, Borggrefe M, Cecchi F, Charron P, Hagege AA, Lafont A, Limongelli G, Mahrholdt H, McKenna WJ, Mogensen J, Nihoyannopoulos P, Nistri S, Pieper PG, Pieske B, Rapezzi C, Rutten FH, Tillmanns C, Watkins H, O'Mahony C, Zamorano JL, Achenbach S, Baumgartner H, Bax JJ, Bueno H, Dean V, Deaton C, Erol Ç, Fagard R, Ferrari R, Hasdai D, Hoes AW, Kirchhof P, Knuuti J, Kolh P, Lancellotti P, Linhart A, Nihoyannopoulos P, Piepoli MF, Ponikowski P, Sirnes PA, Tamargo JL, Tendera M, Torbicki A, Wijns W, Windecker S, Hasdai D, Ponikowski P, Achenbach S, Alfonso F, Basso C, Cardim NM, Gimeno JR, Heymans S, Holm PJ, Keren A, Kirchhof P, Kolh P, Lionis C, Muneretto C, Priori S, Salvador MJ, Wolpert C, Zamorano JL, Frick M, Aliyev F, Komissarova S, Mairesse G, Smajić E, Velchev V, Antoniades L, Linhart A, Bundgaard H, Heliö T, Leenhardt A, Katus HA, Efthymiadis G, Sepp R, Thor Gunnarsson G, Carasso S, Kerimkulova A, Kamzola G, Skouri H, Eldirsi G, Kavoliuniene A, Felice T, Michels M, Hermann Haugaa K, Lenarczyk R, Brito D, Apetrei E, Bokheria L, Lovic D, Hatala R, Garcia Pavía P, Eriksson M, Noble S, Srbinovska E, Özdemir M, Nesukay E, Sekhri N. 2014 ESC Guidelines on diagnosis and management of hypertrophic cardiomyopathy. The Task Force for the Diagnosis and Management of Hypertrophic Cardiomyopathy of the European Society of Cardiology (ESC). Eur Heart J. 2014; 35(39): 2733–79.

[8] Faganello G, Campana C, Belgrano M, Russo G, Pozzi M, Cioffi G, Di Lenarda A. Three dimensional printing of an atrial septal defect: is it multimodality imaging? Int J Cardiovasc Imaging. 2015; 32(3): 427–8.

[9] Farooqi KM, Uppu SC, Nguyen K, Srivastava S, Ko HH, Choueiter N, Wollstein A, Parness IA, Narula J, Sanz J, Nielsen JC. Application of virtual three-dimensional models for simultaneous visualization of intracardiac anatomic relationships in double outlet right ventricle. Pediatr Cardiol. 2016; 37(1): 90–8.

[10] Figulla HR, Webb JG, Lauten A, Feldman T. The transcatheter valve technology pipeline for treatment of adult valvular heart disease. Eur Heart J. 2016; 37(28): 2226–39.

[11] Fujita B, Kutting M, Scholtz S, Utzenrath M, Hakim-Meibodi K, Paluszkiewicz L, Schmitz C, Borgermann J, Gummert J, Steinseifer U, Ensminger S. Development of an algorithm to plan and simulate a new interventional procedure. Interact Cardiovasc Thorac Surg. 2015; 21(1): 87–95.

[12] Gallo M, D'Onofrio A, Tarantini G, Nocerino E, Remondino F, Gerosa G. 3D-printing model for complex aortic transcatheter valve treatment. Int J Cardiol. 2016; 210: 139–40.

[13] Gersh BJ, Maron BJ, Bonow RO, Dearani JA, Fifer MA, Link MS, Naidu SS, Nishimura RA, Ommen SR, Rakowski H, Seidman CE, Towbin JA, Udelson JE, Yancy CW. 2011 ACCF/AHA Guideline for the Diagnosis and Treatment of Hypertrophic Cardiomyopathy A Report of the American College of Cardiology Foundation/American Heart Association Task Force on Practice Guidelines Developed in Collaboration With the American Association for Thoracic Surgery, American Society of Echocardiography, American Society of Nuclear Cardiology, Heart Failure Society of America, Heart Rhythm Society, Society for Cardiovascular Angiography and Interventions, and Society of Thoracic Surgeons. J Am Coll Cardiol. 2011; 58(25): e212–60.

[14] Giannopoulos AA, Chepelev L, Sheikh A, Wang A, Dang W, Akyuz E, Hong C, Wake N, Pietila T, Dydynski PB, Mitsouras D, Rybicki FJ. 3D printed ventricular septal defect patch: a primer for the 2015 Radiological Society of North America (RSNA) hands-on course in 3D printing. 3D Print Med. 2015; 1(1): 3.

[15] Giannopoulos AA, Mitsouras D, Yoo SJ, Liu PP, Chatzizisis YS, Rybicki FJ. Applications of 3D printing in cardiovascular diseases. Nat Rev Cardiol. 2016a; 13(12): 701–18.

[16] Giannopoulos AA, Steigner ML, George E, Barile M, Hunsaker AR, Rybicki FJ, Mitsouras D. Cardiothoracic applications of 3-dimensional printing. J Thorac Imaging. 2016b; 31(5): 253–72.

[17] Greil GF, Wolf I, Kuettner A, Fenchel M, Miller S, Martirosian P, Schick F, Oppitz M, Meinzer HP, Sieverding L. Stereolithographic reproduction of complex cardiac morphology based on high spatial resolution imaging. Clin Res Cardiol. 2007; 96(3): 176–85.

[18] Hoffman JIE, Kaplan S. The incidence of congenital heart disease. J Am Coll Cardiol. 2002; 39(12): 1890–900.

[19] Holmes DR, Lakkireddy DR, Whitlock RP, Waksman R,

Mack MJ. Left atrial appendage occlusion opportunities and challenges. J Am Coll Cardiol. 2014; 63(4): 291–8.

[20] 3DHopeMedical. IMIB-CHD. n.d.. http://imib-chd.com/.

[21] Itagaki MW. Using 3D printed models for planning and guidance during endovascular intervention: a technical advance. Diagn Interv Radiol. 2015; 21(4): 338–41.

[22] Izgi C, Nyktari E, Alpendurada F, Bruengger AS, Pepper J, Treasure T, Mohiaddin R. Effect of personalized external aortic root support on aortic root motion and distension in Marfan syndrome patients. Int J Cardiol. 2015; 197: 154–60.

[23] Jacobs S, Grunert R, Mohr FW, Falk V. 3D-imaging of cardiac structures using 3D heart models for planning in heart surgery: a preliminary study. Interact Cardiovasc Thorac Surg. 2008; 7(1): 6–9.

[24] Kapur KK, Garg N. Echocardiography derived three-dimensional printing of normal and abnormal mitral annuli. Ann Card Anaesth. 2014; 17(4): 283–4.

[25] Kim MS, Hansgen AR, Wink O, Quaife RA, Carroll JD. Rapid prototyping: a new tool in understanding and treating structural heart disease. Circulation. 2008; 117(18): 2388–94.

[26] Kiraly L, Tofeig M, Jha NK, Talo H. Three-dimensional printed prototypes refine the anatomy of post-modified Norwood-1 complex aortic arch obstruction and allow presurgical simulation of the repair. Interact Cardiovasc Thorac Surg. 2016; 22(2): 238–40.

[27] van der Linde D, Konings EE, Slager MA, Witsenburg M, Helbing WA, Takkenberg JJ, Roos-Hesselink JW. Birth prevalence of congenital heart disease worldwide: a systematic review and meta-analysis. J Am Coll Cardiol. 2011; 58(21): 2241–7.

[28] Little SH, Vukicevic M, Avenatti E, Ramchandani M, Barker CM. 3D printed modeling for patient-specific mitral valve intervention: repair with a clip and a plug. JACC Cardiovasc Interv. 2016; 9(9): 973–5.

[29] Mahmood F, Owais K, Montealegre-Gallegos M, Matyal R, Panzica P, Maslow A, Khabbaz KR. Echocardiography derived three-dimensional 68 printing of normal and abnormal mitral annuli. Ann Card Anaesth. 2014; 17(4): 279–83.

[30] Mahmood F, Owais K, Taylor C, Montealegre-Gallegos M, Manning W, Matyal R, Khabbaz KR. Three-dimensional printing of mitral valve using echocardiographic data. JACC Cardiovasc Imaging. 2015; 8(2): 227–9.

[31] Maragiannis D, Jackson MS, Igo SR, Chang SM, Zoghbi WA, Little SH. Functional 3D printed patient-specific modeling of severe aortic stenosis. J Am Coll Cardiol. 2014; 64(10): 1066–8.

[32] Maragiannis D, Jackson MS, Igo SR, Schutt RC, Connell P, Grande-Allen J, Barker CM, Chang SM, Reardon MJ, Zoghbi WA, Little SH. Replicating patient-specific severe aortic valve stenosis with functional 3D modeling. Circ Cardiovasc Imaging. 2015; 8(10): e003626.

[33] Maron BJ, Yacoub M, Dearani JA. Benefits of surgery in obstructive hypertrophic cardiomyopathy: bring septal myectomy back for European patients. Eur Heart J. 2011; 32(9): 1055–8.

[34] Maron BJ, Rowin EJ, Casey SA, Maron MS. How hypertrophic cardiomyopathy became a contemporary treatable genetic disease with low mortality: shaped by 50 years of clinical research and practice. JAMA Cardiol. 2016; 1(1): 98–105.

[35] Matsumoto JS, Morris JM, Foley TA, Williamson EE, Leng S, McGee KP, Kuhlmann JL, Nesberg LE, Vrtiska TJ. Three-dimensional physical modeling: applications and experience at Mayo Clinic. Radiographics. 2015; 35(7): 1989–2006.

[36] Meess KM, Izzo RL, Dryjski ML, Curl RE, Harris LM, Springer M, Siddiqui AH, Rudin S, Ionita CN. 3D printed abdominal aortic aneurysm phantom for image guided surgical planning with a patient specific fenestrated endovascular graft system. In: Proc. SPIE 10138, medical imaging 2017: imaging informatics for healthcare, research, and applications, Orlando, FL, 2017.

[37] Mitsouras D, Liacouras P, Imanzadeh A, Giannopoulos AA, Cai T, Kumamaru KK, George E, Wake N, Caterson EJ, Pomahac B, Ho VB, Grant GT, Rybicki FJ. Medical 3D printing for the radiologist. Radiographics. 2015; 35(7): 1965–88.

[38] Moat NE. Will TAVR become the predominant method for treating severe aortic stenosis? N Engl J Med. 2016; 374(17): 1682–3.

[39] Mottl-Link S, Hubler M, Kuhne T, Rietdorf U, Krueger JJ, Schnackenburg B, De Simone R, Berger F, Juraszek A, Meinzer HP, Karck M, Hetzer R, Wolf I. Physical models aiding in complex congenital heart surgery. Ann Thorac Surg. 2008; 86(1): 273–7.

[40] Nagesh SV, Russ M, Ionita CN, Bednarek D, Rudin S. Use of patient specific 3D printed neurovascular phantoms to evaluate the clinical utility of a high resolution X-ray imager. In: Proc SPIE Int Soc Opt Eng, vol 10137: biomedical applications in molecular, structural, and functional imaging, Orlando, FL, 2017.

[41] Ngan EM, Rebeyka IM, Ross DB, Hirji M, Wolfaardt JF, Seelaus R, Grosvenor A, Noga ML. The rapid prototyping of anatomic models in pulmonary atresia. J Thorac Cardiovasc Surg. 2006; 132(2): 264–9.

[42] Nishimura RA, Otto CM, Bonow RO, Carabello BA, Erwin IIIJP, Guyton RA, O'Gara PT, Ruiz CE, Skubas NJ, Sorajja P, Sundt IIITM, Thomas JD. 2014 AHA/ACC guideline for the management of patients with valvular heart disease: a report of the American College of Cardiology/American Heart Association Task Force on Practice Guidelines. J Am Coll Cardiol. 2014; 63(22): e57–e185.

[43] Noecker AM, Chen JF, Zhou Q, White RD, Kopcak MW, Arruda MJ, Duncan BW. Development of patient-specific three-dimensional pediatric cardiac models. ASAIO J. 2006; 52(3): 349–53.

[44] Olivieri L, Krieger A, Chen MY, Kim P, Kanter JP. 3D heart model guides complex stent angioplasty of pulmonary venous baffle obstruction in a Mustard repair of D-TGA. Int J Cardiol. 2014; 172(2): e297–8.

[45] Olivieri LJ, Krieger A, Loke YH, Nath DS, Kim PC, Sable CA. Three-dimensional printing of intracardiac defects from three-dimensional echocardiographic images: feasibility and relative accuracy. J Am Soc Echocardiogr. 2015; 28(4): 392–7.

[46] Owais K, Pal A, Matyal R, Montealegre-Gallegos M, Khabbaz KR, Maslow A, Panzica P, Mahmood F. Three-dimensional printing of the mitral annulus using echocardiographic data: science fiction or in the operating room next door? J Cardiothorac Vasc Anesth. 2014; 28(5): 1393−6.

[47] Pepper J, Petrou M, Rega F, Rosendahl U, Golesworthy T, Treasure T. Implantation of an individually computer-designed and manufactured external support for the Marfan aortic root. Multimed Man Cardiothorac Surg. 2013; 2013: mmt004.

[48] Riesenkampff E, Rietdorf U, Wolf I, Schnackenburg B, Ewert P, Huebler M, Alexi-Meskishvili V, Anderson RH, Engel N, Meinzer HP, Hetzer R, Berger F, Kuehne T. The practical clinical value of three-dimensional models of complex congenitally malformed hearts. J Thorac Cardiovasc Surg. 2009; 138(3): 571−80.

[49] Ripley B, Kelil T, Cheezum MK, Goncalves A, Di Carli MF, Rybicki FJ, Steigner M, Mitsouras D, Blankstein R. 3D printing based on cardiac CT assists anatomic visualization prior to transcatheter aortic valve replacement. J Cardiovasc Comput Tomogr. 2016; 10(1): 28−36.

[50] Russ M, O'Hara R, Setlur Nagesh SV, Moki M, Jimenez C, Siddiqui A, Bednarek D, Rudin S, Ionita C. Treatment planning for image-guided neuro-vascular interventions using patient-specific 3D printed phantoms. Proc SPIE Int Soc Opt Eng. 2015; 9417: 941726.

[51] Ryan JR, Moe TG, Richardson R, Frakes DH, Nigro JJ, Pophal S. A novel approach to neonatal management of tetralogy of Fallot, with pulmonary atresia, and multiple aortopulmonary collaterals. JACC Cardiovasc Imaging. 2015; 8(1): 103−4.

[52] Salloum C, Lim C, Fuentes L, Osseis M, Luciani A, Azoulay D. Fusion of information from 3D printing and surgical robot: an innovative minimally technique illustrated by the resection of a large celiac trunk aneurysm. World J Surg. 2016; 40(1): 245−7.

[53] Samuel BP, Pinto C, Pietila T, Vettukattil JJ. Ultrasound-derived three-dimensional printing in congenital heart disease. J Digit Imaging. 2015; 28(4): 459−61.

[54] Schmauss D, Schmitz C, Bigdeli AK, Weber S, Gerber N, Beiras-Fernandez A, Schwarz F, Becker C, Kupatt C, Sodian R. Three-dimensional printing of models for preoperative planning and simulation of transcatheter valve replacement. Ann Thorac Surg. 2012; 93(2): e31−3.

[55] Schmauss D, Gerber N, Sodian R. Three-dimensional printing of models for surgical planning in patients with primary cardiac tumors. J Thorac Cardiovasc Surg. 2013; 145(5): 1407−8.

[56] Schmauss D, Haeberle S, Hagl C, Sodian R. Three-dimensional printing in cardiac surgery and interventional cardiology: a single-centre experience. Eur J Cardiothorac Surg. 2015; 47(6): 1044−52.

[57] Schrot J, Pietila T, Sahu A. State of the art: 3D printing for creating compliant patient-specific congenital heart defect models. J Cardiovasc Magn Reson. 2014; 16(Suppl 1): W19.

[58] Shiraishi I, Kajiyama Y, Yamagishi M, Hamaoka K. Images in cardiovascular medicine. Stereolithographic biomodeling of congenital heart disease by multislice computed tomography imaging. Circulation. 2006; 113(17): e733−4.

[59] Shiraishi I, Yamagishi M, Hamaoka K, Fukuzawa M, Yagihara T. Simulative operation on congenital heart disease using rubber-like urethane stereolithographic biomodels based on 3D datasets of multislice computed tomography. Eur J Cardiothorac Surg. 2010; 37(2): 302−6.

[60] Shiraishi I, Kurosaki K, Kanzaki S, Ichikawa H. Development of super flexible replica of congenital heart disease with stereolithography 3D printing for simulation surgery and medical education. J Card Fail. 2014; 20(10): S180−1.

[61] Shirakawa T, Koyama Y, Mizoguchi H, Yoshitatsu M. Morphological analysis and preoperative simulation of a double-chambered right ventricle using 3-dimensional printing technology. Interact Cardiovasc Thorac Surg. 2016; 22(5): 688−90.

[62] Sodian R, Weber S, Markert M, Loeff M, Lueth T, Weis FC, Daebritz S, Malec E, Schmitz C, Reichart B. Pediatric cardiac transplantation: three-dimensional printing of anatomic models for surgical planning of heart transplantation in patients with univentricular heart. J Thorac Cardiovasc Surg. 2008; 136(4): 1098−9.

[63] Son KH, Kim KW, Ahn CB, Choi CH, Park KY, Park CH, Lee JI, Jeon YB. Surgical planning by 3D printing for primary cardiac schwannoma resection. Yonsei Med J. 2015; 56(6): 1735−7.

[64] Sorajja P, Cabalka AK, Hagler DJ, Rihal CS. Long-term follow-up of percutaneous repair of paravalvular prosthetic regurgitation. J Am Coll Cardiol. 2011; 58(21): 2218−24.

[65] Tam MD, Laycock SD, Brown JR, Jakeways M. 3D printing of an aortic aneurysm to facilitate decision making and device selection for endovascular aneurysm repair in complex neck anatomy. J Endovasc Ther. 2013; 20(6): 863−7.

[66] Tam MD, Latham T, Brown JR, Jakeways M. Use of a 3D printed hollow aortic model to assist EVAR planning in a case with complex neck anatomy: potential of 3D printing to improve patient outcome. J Endovasc Ther. 2014; 21(5): 760−2.

[67] Treasure T, Takkenberg JJ, Golesworthy T, Rega F, Petrou M, Rosendahl U, Mohiaddin R, Rubens M, Thornton W, Lees B, Pepper J. Personalised external aortic root support (PEARS) in Marfan syndrome: analysis of 1-9 year outcomes by intention-to-treat in a cohort of the first 30 consecutive patients to receive a novel tissue and valve-conserving procedure, compared with the published results of aortic root replacement. Heart. 2014; 100(12): 969−75.

[68] Valverde I, Gomez G, Gonzalez A, Suarez-Mejias C, Adsuar A, Coserria JF, Uribe S, Gomez-Cia T, Hosseinpour AR. Three-dimensional patient-specific cardiac model for surgical planning in Nikaidoh procedure. Cardiol Young. 2015; 25(4): 698−704.

[69] Vodiskar J, Kutting M, Steinseifer U, Vazquez-Jimenez JF, Sonntag SJ. Using 3D physical modeling to plan surgical corrections of complex congenital heart defects. Thorac Cardiovasc Surg. 2017; 65(1): 31−5.

[70] Wang DD, Eng M, Greenbaum A, Myers E, Forbes M,

Pantelic M, Song T, Nelson C, Divine G, Taylor A, Wyman J, Guerrero M, Lederman RJ, Paone G, O'Neill W. Predicting LVOT obstruction after TMVR. JACC Cardiovasc Imaging. 2016; 9(11): 1349−52.

[71] Webb JG, Lauck S. Transcatheter aortic valve replacement in transition. JACC Cardiovasc Interv. 2016; 9(11): 1159−60.

[72] Witschey WR, Pouch AM, McGarvey JR, Ikeuchi K, Contijoch F, Levack MM, Yushkevick PA, Sehgal CM, Jackson BM, Gorman RC, Gorman JH 3rd. Three-dimensional ultrasound-derived physical mitral valve modeling. Ann Thorac Surg. 2014; 98(2): 691−4.

[73] Yang DH, Kang JW, Kim N, Song JK, Lee JW, Lim TH. Myocardial 3-dimensional printing for septal myectomy guidance in a patient with obstructive hypertrophic cardiomyopathy. Circulation. 2015; 132(4): 300−1.

[74] Yoo S, Thabit O, Kim E, Ide H, Dragulescu A, Seed M, Grosse-Wortmann L, van Arsdell G. 3D printing in medicine of congenital heart diseases. 3D Print Med. 2016a; 2: 2.

[75] Yoo S-J, Thabit O, Kim EK, Ide H, Yim D, Dragulescu A, Seed M, Grosse-Wortmann L, van Arsdell G. 3D printing in medicine of congenital heart diseases. 3D Print Med. 2016b; 2(1): 1−12.

第 8 章

骨骼肌肉系统 3D 打印

Satheesh Krishna, Kirstin Small, Troy Maetani,
Leonid Chepelev, Betty Anne Schwarz, and Adnan Sheikh

骨骼肌肉疾病最理想的治疗方式依赖于机体解剖结构的完整性以及生物力学、动力学功能的维持。在骨骼肌肉系统领域，3D 打印技术已经被应用于骨骼病损部位切除的术前规划、关节修复和置换、先天性畸形矫正以及创伤后骨折的固定治疗等方面。同时，它也通过为患者制作个性化假肢、药物输送系统、固定装置以及内植物等方式达到相应治疗目的。

3D 打印已经对骨科和脊柱外科产生了很大的影响，最近的一项系统性回顾分析显示，过去的 15 年里，在所有发表的与 3D 打印相关的文献中，有 53% 来自骨科和脊柱外科领域（Tack 等，2016）。骨科 3D 打印模型可以通过 CT 或 MRI 等影像数据重建而来，同时也可以来源于多种影像数据的融合，例如，将用于诊断目的获取的 MRI 影像和为引导活检而获取的 CT 图像进行拼合，共同生成三维模型。不仅如此，还可以在 MRI 血管造影上将 T2 加权序列与增强序列共同显影，以区分出囊性 / 坏死成分、增强成分和血管结构。近几年来，3D 打印在骨科中的应用取得了快速的发展，本章将重点介绍 3D 打印技术在骨科领域的应用。

3D 打印有效地弥补了当前医学教育中的许多不足，并丰富了传统的人体解剖学教学方法。3D 打印模型经久耐用，易于复制，并且成本低廉，同时它们也有助于避免与福尔马林等湿性固定标本相关的健康和安全问题（McMenamin 等，2014）。另外，3D 打印模型有效地解决了尸体标本的获取问题，这对于教授解剖变异、先天性畸形或病理展示尤其重要，因为从一个患者生成的影像数据集可以通过在线存储和共享，并且可以根据需要随时进行打印。这项技术已经在髋臼骨折的教学中取得了巨大的成功（Manganaro 等，2017）。最近的一项随机对照试验表明，使用相对廉价的 3D 打印颅骨模型开展解剖教学的学生测试得分明显高于使用尸体头骨和解剖图谱教学的学生（Chen 等，2017）。此外，使用尸体标本开展生物力学研究常常受到诸多限制，而个体化 3D 打印模型能够体现正常的解剖结构，不仅便携，还可自主设计制作一些可活动的部

S. Krishna (✉) · L. Chepelev
Department of Medical Imaging, The Ottawa Hospital, University of Ottawa, Ottawa, ON, Canada
e-mail: sjeyaraj@toh.ca

K. Small, M.D.
Department of Radiology, Brigham and Women's Hospital and Harvard Medical School, Boston, MA, USA

T. Maetani, M.D.
Department of Radiology, UNC School of Medicine, Chapel Hill, NC, USA

B.A. Schwarz · A. Sheikh
Department of Medical Imaging, The University of Ottawa Faculty of Medicine and The Ottawa Hospital Research Institute, Ottawa, ON, Canada

件，所以，可作为研究生物力学很好的补充工具。除了可用于教学之外，3D 打印模型还可以用于患者知情同意的过程，帮助患者了解病情。使用这种便于理解且可视化的方式向患者阐述治疗方案，尤其是一些复杂治疗方式（Bizzotto 等，2016a、b）。

除了能够提供三维图像外，3D 打印模型还能够提供关键的触觉感受，这可以带来极大的优势，特别是在使用患者个体化的 3D 打印模型进行手术预演的过程当中。通过采用不同材质的打印材料，3D 打印生成的模型可以在硬度、质地和弹性等方面，具有与相应解剖组织相似的属性。这样的模型可以为医生在外科住院实习期间提供安全练习和提升手术技能的机会，从而极大地提高其在对患者进行手术时的信心和精确度。同时，个体化的模型还有助于手术方案的术前预演，并允许经验丰富的主治医生直接评估手术方案的可行性。由于模型的数量仅受 3D 打印机能力的限制，所以，全部受训者都可以获得足够的操作机会，并且可以进行重复练习。即使是经验丰富的外科医生也可以从 3D 打印的模型中获益，例如在他们进入手术室之前熟悉新的手术器械和新的植入物等。

人体整体模型也可以 3D 打印并用于特定的操作训练，例如练习腰椎注射或超声引导下的穿刺活检等。尤其是脊柱侧凸、强直性脊柱炎或广泛退行性病变的脊柱的也可以打印成 3D 模型，对于这些患者，脊柱注射操作常常有困难（图 8.1）。这种类型的 3D 打印模型有望在广泛区域麻醉、引导介入治疗干预以及疼痛管理中充当重要的训练工具。

3D 打印已越来越多地用于复杂解剖部位的术前评估。逼真的模型有助于理解不同组织之间复杂的空间关系，从而获得精准的术前测量结果，得到完善的术前规划（图 8.2），进而可以大幅缩短手术时间。减少术中时间可以更好地利用资源，获得更大收益，因为手术时间往往与手术效果呈反比。在三维模型上模拟演练复杂的手术步骤也可以减少术中并发症的发生。另外，内固定植入物可以在患者的三维模型上进行定位，也可以根据模型进行预塑

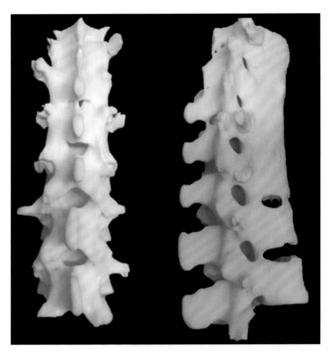

图 8.1　强直性脊柱炎患者脊柱三维模型显示前后纵韧带及黄韧带骨化。这可以用于教学和脊柱操作练习。

形，以确保术中能够与实体达到最佳贴合。目前，3D 打印在骨科术前规划中的应用包括：病变切除部位的术前规划、关节修复和置换、先天性骨骼肌肉畸形的手术矫正，以及骨创伤的手术处理等，现在此一并讨论如下。

3D 打印技术在肩胛骨巨大骨软骨瘤切除术中已被证明是有益的，利用 3D 打印模型可以辅助精确确定肿块与前锯肌之间的精确关系，从而有助于避免潜在的术后肩胛翼相关并发症的发生（Tam 等，2012）。在更复杂的病例中，3D 打印技术也被成功地应用于颈椎原发性骨肿瘤的整块切除（Xiao 等，2016），此外，还有一些其他的复杂病例报道（Kang 等，2015；Wong 等，2007a、b；Ma 等，2016）。利用表面标识物和空间毗邻信息，这些根据 CT 影像重建出来的 3D 打印模型已被用于定位和识别特定患者的关键解剖特征（Subburaj 等，2009）。3D 打印模型可以辅助确定手术区域重要的邻近结构（如神经和血管），可为术前规划提供宝贵的解剖学信息。

在骨肿瘤切除术中，术前需要准确评估肿瘤对骨骼的浸润程度，以确保足够的肿瘤切除范围，同

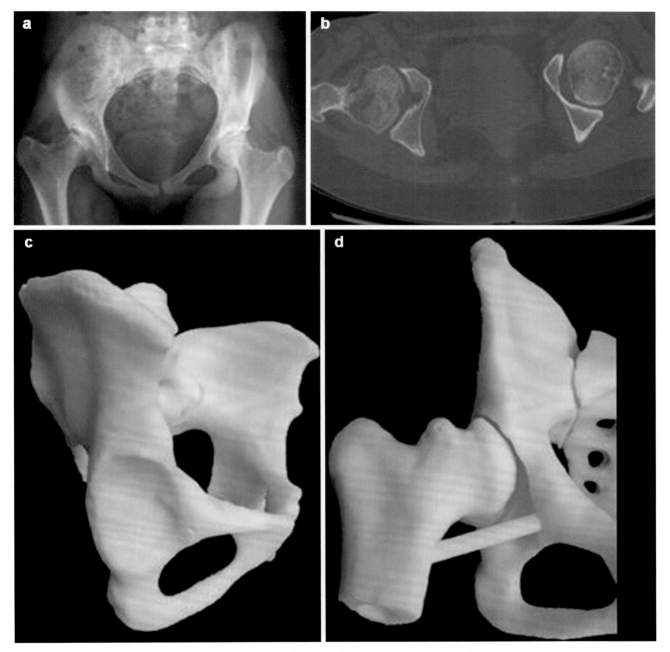

图 8.2　20 岁女性髋臼发育不良。X 线片（a）和 CT（b）示髋臼未包裹股骨头。三维模型（c、d）对股骨头和髋臼表面的形态有更好的展示。

时尽量减少切除的骨量（图 8.3）。这对于有保留关节计划的患者来说是至关重要的。应用 3D 模型辅助颅面纤维发育不良患者手术，可指导骨骼切除的程度，在精确手术复位，缩短手术时间的同时，优化面部轮廓（Kang 等，2015）。

对于肢体和骨盆切除相关的手术来说，手术的成功主要取决于所使用的定制假体是否能够接近解剖学重建。通常情况下，在肿瘤彻底清除后，还需要根据假体的情况进行进一步的修正和切除（Wong 等，2007a、b）。定制假体的精确匹配依赖于术前规划中进行的精准测量，从而设计适合患者的定制假体。对于这类患者，可能需要打印两个 3D 模型，一个用于肿瘤切除规划，另一个用于指导假体的定制（Kang 等，2015）。

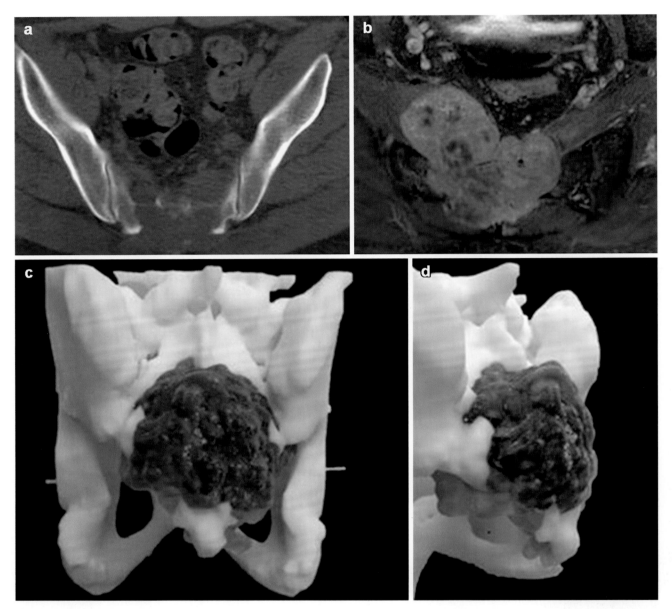

图 8.3 40 岁男性，骶骨脊索瘤。骨盆 CT（a）和 MRI（b）显示骶骨巨大肿块伴骶骨骨质破坏。三维模型（c、d）能更好地描述骨受累的边缘和范围，这对术前规划和患者宣教至关重要。

3D 模型可以用来选择最佳的手术内植物，例如根据骨盆手术中预定的手术入路和预期的钻孔深度选择最优的固定螺钉（Peters 等，2002）。3D 打印技术还可以辅助设计患者定制的手术工具（PSI）用于术中引导或定位，这种 PSI 可以简化复杂的手术流程，有助于缩小手术切口，提高切除精度，减少术中出血和手术时间（Wong 等，2007a、b）。PSI 的设计需要基于尺寸和几何规格进行后处理，这样可以在术前根据与 3D 打印模型的匹配程度进行细化调整，以完美地匹配患者解剖。随后，它们被用于术中截骨，从而提高复杂骨切除手术的准确性（图 8.4 和图 8.5）。PSI 在骨盆切除手术中尤其重要，因为该类手术术中操作空间有限，手术视野小，手术部位几何形状复杂（Cartiaux 等，2014）。目前，PSI 已还被用于辅助小儿胫骨近端肉瘤（Bellanova 等，2013）、耻骨上支软骨肉瘤（Blakeney 等，2014）和股骨远端骨肉瘤等病灶部位的切除等（Ma 等，2016）。

图 8.4　伴有髂骨破坏的巨大软组织肉瘤（蓝色箭头）。3D打印模型能较好地显示骨受累情况及与髂部血管的关系（黄色箭头），为术前规划提供依据。

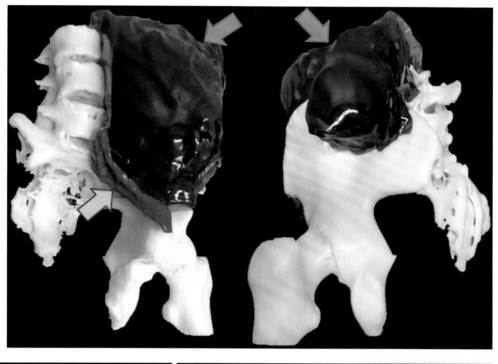

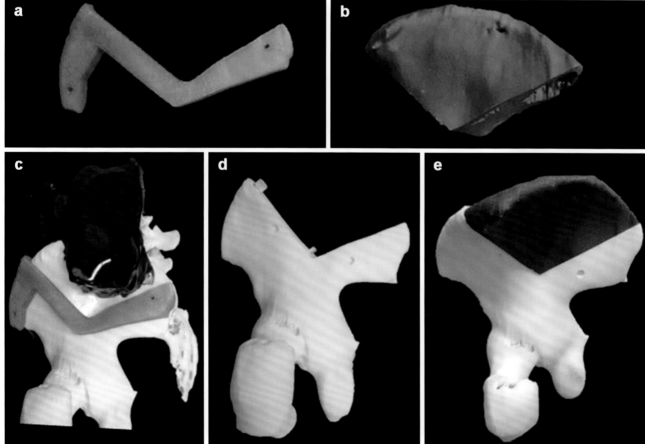

图 8.5　针对同一患者（图 8.4），采用镜像技术设计的骨盆重建专用切割导板（a）和髂骨假体（b）。使用 ULTEM 材料（c）打印的可承受高压消毒的导板可在术中应用，辅助术中对骨盆肿瘤进行精确的切除。3D 模型显示切除后的骨盆（d）。3D 模型显示植入髂骨假体后的半骨盆（e）。

在关节置换术中，患者对定制假体的需求日益增加。由于患者之间存在的细微的解剖差异，与商业上批量制造假体相比，人们更期望通过个体化医疗手段，为患者打造特定的假体来使患者获得最佳的术后生活质量。利用患者特定的 MRI 或 CT 数据可以在计划关节置换时确定关节的机械轴和解剖轴。使用该数据生成 3D 模型，可以精确地设计植入物的大小和位置等，并形成个体化定制的假体。在关节置换领域，可以通过 3D 打印获得患者定制的关节假体、术中计算机辅助导航和手术导板以及具有置钉与截骨导向功能的 PSI 等（Jun，2010；Krishnan 等，2012）。在全膝关节置换术中，胫骨和股骨模型可有助于创建患者特定的截骨导板。这些定制的导板能够紧密贴合骨面，并且在它们的结构中有预留的缝隙可用于引导截骨，并有置钉导孔用于引导螺钉的准确置入以固定导板（图 8.6）。

3D 模型在复杂的关节置换情况下非常有用，因为在某些情况下，显著的退行性改变或大面积的骨丢失会导致复杂的解剖结构。这种病变由于其解剖结构的复杂性需要详细的术前规划以确定正确的截骨距离和角度，才能确保术后关节获得良好的矫形（Schwartz 等，2015）。Minns 等报告了 1 例在 3D 模型的帮助下获得良好手术效果的类风湿性关节炎病例，该患者此前因接受 Benjamin 双重截骨术，导致膝关节内翻畸形和胫骨内侧平台的明显畸形（Minns 等，2003）。对需要骨移植和定制假体的严重髋臼缺损患者以及强直症患者进行全髋关节置换是极具挑战性的手术，3D 打印模型可有助于评

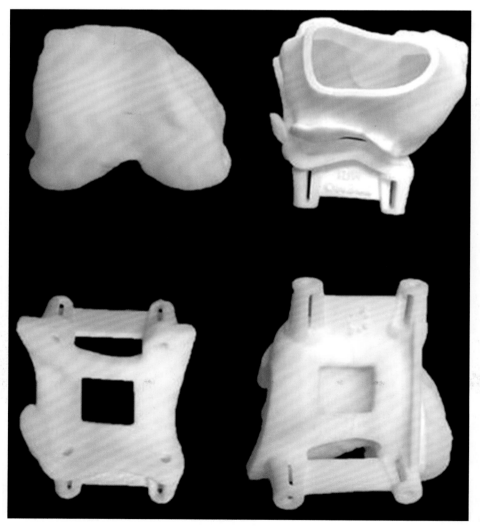

图 8.6　用于膝关节置换术中定位的患者个体化截骨方向的股骨导板。

估手术的可行性，建立最佳的手术策略，并选择合适的植入物类型、大小和位置等（Won 等，2013）。

关节成形翻修术因为手术部位解剖结构的改变、可用骨量减少、难以实现稳定的假体固定等原因具有一定的手术难度（Makinen 等，2016）。3D 模型可以辅助这些复杂手术进行术前规划，以选择最佳假体或者为患者定制个体化假体（图 8.7）。在髋关节置换翻修术中，支架重建已被用来辅助原位骨和移植骨的坚固固定。术前可以通过 3D 模型确定可用的骨量，预先制作匹配的支架结构，并用于术中指导手术，这样可以降低翻修手术失败的风险（Li 等，2013）。

这项技术同样也已经应用于辅助其他关节病的治疗，如类风湿性关节炎的颈椎固定和 Charcot 神经关节病等，并且取得了满意的效果。对类风湿性

关节炎的颈椎固定，因为受累关节严重的畸形、具有侵蚀性改变、骨量少和异常的椎动脉系统等原因极具挑战性。颈椎的全尺寸 3D 模型为我们提供了患者的复杂解剖结构的立体展示，允许术前选择用于枕颈固定的适宜的板–棒系统。这有助于改善脊柱矫形效果，并在手术前确定椎弓根螺钉置入通道和定位点参数。这种详细的术前规划已被证实可以减少术后吞咽困难等并发症（Mizutani 等，2008）。在 Charcot 关节病中，3D 模型可以用于术前模拟切口位置，选择最合适的器械，确定截骨和关节切除平面，以及内固定和外固定装置的预塑形和位置等（Giovinco 等，2012）。

制作的 3D 模型可以在修复之前对关节生物力学进行评估。3D 打印可用于量化复发性前肩不稳患者骨性 Bankart 和 Hill-Sachs 损伤的骨丢失。此

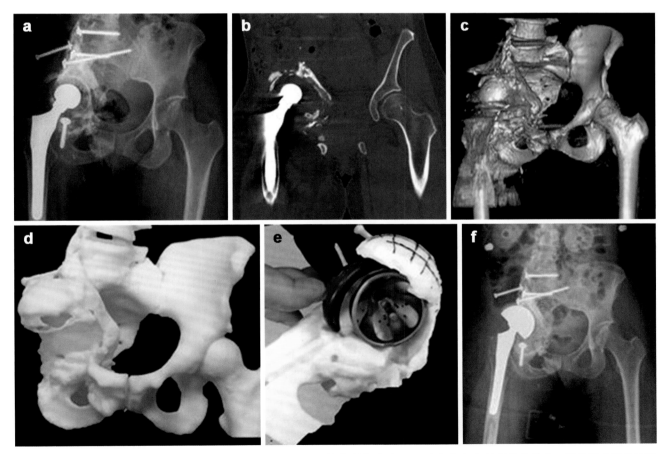

图 8.7　50 岁女性，骨盆切除，右髋重建。X 线片（a）、CT 冠状位影像（b）、CT 重建片（c）显示髋臼移位、假体松动伴后柱及耻骨下支骨折。3D 打印模型（d）有助于更好地分析各部件复杂的空间位置，从而优化翻修手术的实施。该模型也有助于在术前选择最佳假体（e），可以大大缩短手术时间。X 线片（f）显示髋臼重建后行髋关节置换术后影像。

外，3D 模型有助于确定 Hill-Sachs 损伤所处的外展和外部旋转的程度。这有助于指导选择适宜的手术方法，包括 Remplissage 手术所需的缝合锚钉数量以及用于 Hill-Sachs 损伤修复的锚钉数量等（Sheth 等，2015）。

严重脊柱侧凸的矫形手术具有极大的难度。由于失去了传统的解剖学标志，存在重大神经、血管损伤的风险，以及部分意想不到的畸形状态只能在手术中才能发现等原因，常会导致手术时间延长、螺钉错置率增高及其他并发症的风险增加。在先天性脊柱侧凸患者中，三维重建已被证明比平片更有助于识别后半部分椎体的异常（Hedequist 和 Emans，2003）。同样，3D 打印可以比三维重建更有帮助，因为它们能够允许手术医生在术前全面评估并消除术中遇到意外畸形的风险。此外，这些模型可以提供实体触觉反馈，可以在术前练系中使用，从而改善手术入路（Mao 等，2010）。术中透视以及 3D 打印技术的使用降低了脊柱侧凸患者椎弓根螺钉错置的风险及相关并发症的发生（Wu 等，2011）。这些基本原理可以有效地应用于其他先天性小儿肌肉骨骼疾病的治疗，如儿童髋关节畸形、布朗特病、创伤后骨化和距下关节融合等（Starosolski 等，2013）。

事实证明，3D 模型对于复杂的骨折治疗、增强骨折特征的描述、解剖学的精确测量、手术时间的减少（与预先塑形内植物、打印制作患者个体化的手术导板、预先规划的手术路径、预先选择固定螺钉的类型和长度有关）、麻醉剂量需求的减少以及术中失血量和透视时间的减少都很重要（Bagaria 等，2011；Bizzotto 等，2015；Wu 等，2015；Brown 等，2003）。例如桡骨远端骨折，3D 模型能更好地识别 ≥ 2 mm 的关节面间隙，并能在术前选择合适的内植物（Bizzotto 等，2016a、b）。同样，在桡骨头骨折中，3D 模型提高了诊断该类骨折中头部与颈部分离、桡骨颈粉碎骨折、关节面受累、关节内骨折间隙大于 2 mm、游离的骨折碎片、存在超过 3 个骨折碎片或者因过小而无法固定

的骨折碎片等情况的敏感性（Guitton 等，2014）。这使得骨折分类的一致性得以提高，从而降低了手术治疗的不确定性。在肘内翻这样的慢性骨折畸形中，3D 模型有助于术前精确测量截骨的正确位置、所需的楔形矫正量以及截骨切口的倾斜平面，从而获得更好的解剖、功能的恢复和术后美容外观的要求（Mahaisavariya 等，2006）。

基于二维 CT 图像对复杂的骨盆和髋臼骨折进行分类和手术治疗是极其困难的。3D 模型则在降低骨折分类的观察者间的可变性程度的同时，允许定制所需的个体化内植物（Hurson 等，2007；Zeng 等，2016）。例如，在 C 型骨盆骨折中，3D 模型的使用减少了住院时间和并发症发生的概率，并且有助于患者恢复（Li 等，2015）。通过根据健侧骨盆镜像制作模型上进行固定钢板的预塑形，可使得在髋臼双柱骨折手术中免除钢板塑形过程，从而缩短手术时间（Upex 等，2017）。3D 打印的骨盆骨模型还可以包含经 CT 血管造影获得的血管信息，打印的骨盆动脉和静脉可以在解剖上与骨折碎片区分，从而进一步完善术前计划（图 8.8）。

使用生物相容性材料的 3D 打印可用于制作内植入物、外固定装置和辅助设备，或者做成药物浸润的内植物等。尽管少数学者报道在常规情况下使用 3D 打印技术并不能带来手术效果的重大改善（Voleti 等，2014；Sassoon 等，2014），然而，常规关节全关节置换术定制 PSI 的使用依旧可以改善术后肢体力线并缩短手术时间（Renson 等，2014）。PSI 对于需要非标准关节置换、非常规解剖关节置换、手术切除后定制固定假体以及肿瘤切除后骨量显著丢失的患者非常有用。这类患者个体化定制的内植物优化了内固定的生物力学，从而提高了稳定性，降低了硬件故障、植入物塌陷和术后再骨折等术后并发症的发生风险。在全髋关节置换术中，对于股骨髓腔极度狭窄或股骨干解剖轴异常的情况，利用 3D 打印来制造定制的股骨假体部件，进行股骨近端原位植骨，可降低假体置入失败和术中假体周围骨折的风险（Faur

图 8.8　复杂髋臼骨折 3D 打印模型，累及前后柱及耻骨下支（蓝色箭头）。CT 血管造影数据的联合使用使得骨折与髂部血管关系得以明确展示（黄色箭头）。

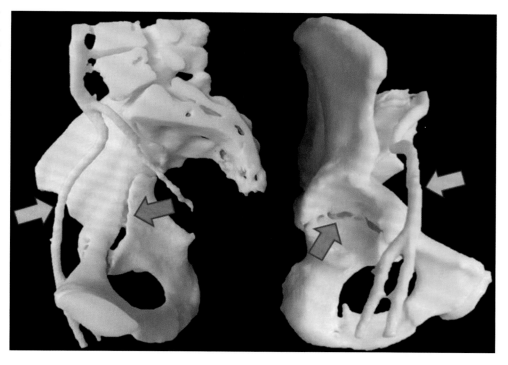

等，2013）。新型患者定制的陶瓷模具使得骨科植入物由高阻钴铬合金铸造，而且可整合亚毫米级的骨长入表面纹理，从而可以促进骨的长入和固定（Curodeau 等，2000）。

由钛合金粉末和多孔植入物制成的 3D 打印植入物已被用于尤文氏肉瘤和转移性乳头状癌的多节段颈椎重建，并取得了良好的治疗效果（Xu 等，2016；Li 等，2017）。专为患者髋臼缺损定制的髋臼植入物被称为"triflange"，它有助于对伴有不良骨量和骨盆畸形的复杂多重翻修患者的髋臼解剖和髋关节生物力学进行精确恢复（Wyatt，2015）。另外，3D 打印的骨盆植入物同样也已用于复杂骨折（Mai 等，2017）和复杂肿瘤切除后（Wong 等，2015）的治疗。

在四肢部位，定制的植入物可以用于骨组织广泛切除或关节周围受累的病例。匹配的 3D 打印内植物可以使用来自健侧肢体的 CT 数据进行镜像处理后来创建（Pruksakorn 等，2014）。例如，由钛合金制成的空心 3D 打印跟骨假体，用于跟骨软骨肉瘤全跟骨切除术后重建跟骨，这种假体可以在术中重新附着跟腱和足底筋膜，从而帮助患者

在术后 5 个月内实现完全负重和活动（Imanishi 和 Choong，2015）。舟骨和月骨骨折是两种最常见的腕骨骨折，由于营养血管有限而受到缺血性坏死的影响（Freedman 等，2001）。随着光固化聚合物 3D 打印的使用，使得具有合适的形状、机械特性和组织相容性的 3D 打印腕骨植入体内成为可能（Gittard 等，2009），由此避免了其他更具侵入性和更大的手术治疗方案。

3D 打印可以解决部分当前外部假体开发成本高及可用性有限的问题。儿科假肢的需求相对复杂，因为它们的体积小，重量要求低，需要不断地变化尺寸，以及后续的高额成本。在儿童经桡骨截肢患者中，3D 打印机器假肢不仅重量轻，还允许独立拇指活动，并达到用五个手指抓住物体的目的（Gretsch 等，2016）。该假肢的一个主要的优点是整个模型易于扩展，可以随着患者年龄的增长而通过简单调整后打印新的假肢（图 8.9）。这种假肢也可以通过从照片中提取详细的测量数据进行远程设计和打印（Zuniga 等，2015）。

使用个体化 3D 打印的外固定架治疗骨折，具有复位精准、固定稳定以及抗旋转、抗弯曲能力

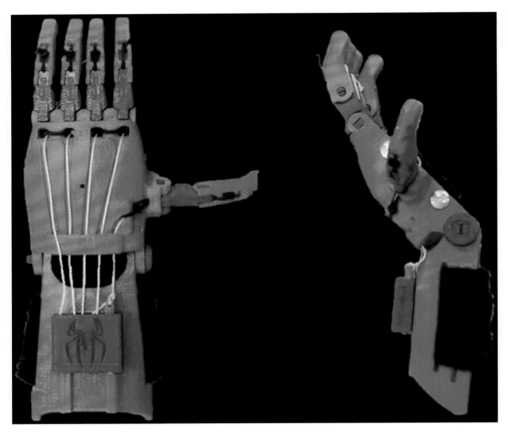

图 8.9　3D 打印的低成本儿童假肢手。

强等优点（Qiao 等，2016）。除制作复杂的外部器材，3D 打印还可以用于在传统资源受限的时候制作常规夹板，例如，在执行太空任务期间（Wong 2015）。3D 打印的个体化石膏也优于传统的石膏，因为它们具有轻便透气不易变形等特点（Lin 等，2016）。

目前 3D 打印正在研究开发的一个有趣的领域，是药物浸渍的 3D 打印植入物，它既可以提供结构支持，又能够持续地将药物释放到目标区域。这项技术已经被用于治疗脊柱结核，其中高剂量的异烟肼和利福平被装载到化学修饰的中空生物活性陶瓷中，然后通过 3D 打印过程与 3 - 羟基丁酸酯 - 3 - 羟基己酸酯结合形成 3D 打印的复合支架（Zhu 等，2015）。也有通过将骨科重建材料聚乳酸和纳米羟基磷灰石与抗结核药物相结合而产生 3D 多孔支架生物材料（Dong 等，2013）。随着这项技术的不断发展，相信患者个体化的疾病靶向可植入物 3D 打印也将有治疗其他疾病，包括肿瘤、代谢

和内分泌等疾病的潜力。

3D 技术在骨骼肌肉领域的研究和开发还在不断进行。组织支架和工程学技术正被越来越多地用在稳定的、特定的 3D 打印支架上促进细胞生长。这些支架作为支撑骨架，随后植入特定的细胞组织，然后带细胞将支架植入到所需的部位，从而促进细胞生长、重塑和再生。用 3D 打印制造的支架是可重复的，然而天然支架却并不那么容易获得或复制（Grayson 等，2009）。在 3D 打印支架中，用于骨和软骨再生的材料属性、形状、生物活性和孔隙度都可以根据需要进行个体化定制。

根据患者特定的 CT 数据打印的聚己内酯（PCL）支架，在附着人脂肪来源干细胞（HASCs）后，已经被应用于骨再生领域（Temple 等，2014）。这些高度特异性的 3D 打印支架可以促进 HASCs 形成血管和骨骼。将三相纳米羟基磷灰石（HA）和碳纳米管（CNT）添加到 PCL 的聚合基质中，所制备 3D 打印支架，已被证明可以创建具

有类似于小梁骨抗压强度的复合材料，并且可以较好地促进细胞黏附，具备足够的导电性，以适应利于骨愈合的电传导（Gonçalves 等，2016）。

对于软骨再生方面，有学者已经在诸如 PCL 等生物材料的支架上通过 3D 打印制备了生物相容性水凝胶或可吸水性交联网络。这就产生了软骨基质，其中软骨细胞和干细胞被包裹在海藻酸盐水凝胶中，并且在植入后可以存活并保持代谢活性（Kundu 等，2015）。这种治疗方法有可能促进软骨损伤后的再生。使用骨导电纳米羟基磷灰石（NHA）和壳核聚乳酸-乙醇酸（PLGA）纳米球包裹软骨细胞转化生长因子-β1（TGF-β1）制作的纳米复合 3D 打印骨软骨支架，能够在 3D 打印骨软骨结构的体外仿生环境中改善人骨髓间充质干细胞的黏附、增殖和骨软骨分化（Castro 等，2015）。

3D 器官打印是一种通过同时处理多种生物材料和细胞类型来创建复杂组织的方法。肌肉骨骼系统的生物打印极具挑战性，这是由肌肉组织的生物和机械异质性导致的，这些不同类型的组织需要相互连接并共同发挥生物力学功能。例如，肌肉-肌腱单元（MTU）由三个具有不同属性的不同区域组成：可以松弛和收缩的弹性肌肉、结合肌肉-肌腱的连接部分和具有拉伸属性的肌腱。报道称，Merceron 等（2015）利用四种成分创建和整合出了具有区域意义的生物和机械特性的 MTU 组织。

3D 打印的模型虽然可以提供许多便利，但仍有一些值得注意的不足之处。例如，在模型处理过程中，平滑操作可以在解析亚毫米级病理结构的同时掩盖患者解剖的一些细节。目前 3D 打印模型可达到的空间分辨率通常在 0.5 mm 左右，这种技术上的限制会一定程度地影响打印模型的精准程度。然而，这种微小的缺陷通常在临床上是可以接受的。虽然打印模型的成本看起来令人望而却步，但目前一个术前模型的打印成本（不包括设置、安装、打印机和软件成本）实际上不到 100 美元，并且预计将来会变得更便宜。另外，打印模型所需的时间一般大约是几个小时，因而在急诊外科手术中使用也会受到一定的限制。然而，3D 打印的技术和使用经验正在迅速发展，相信随着进一步的创新，这些不足之处定会在不久的将来得到有效的解决。

随着 3D 打印技术不断创新的步伐，肌肉骨骼系统疾病的诊疗也在不断发展。便携的 3D 打印模型为学生、患者和外科团队提供了前所未有的认识体验。越来越多的 3D 打印技术在术前规划、定制植入物及治疗工具的制作中大显身手。3D 打印生物支架中的细胞生长和再生是一个令人兴奋的、正在持续研究和不断取得进展的领域，具有许多潜在的应用价值。

参·考·文·献

[1] Bagaria V, Deshpande S, Rasalkar DD, Kuthe A, Paunipagar BK. Use of rapid prototyping and three-dimensional reconstruction modeling in the management of complex fractures. Eur J Radiol. 2011; 80(3): 814–20.

[2] Bellanova L, Paul L, Docquier PL. Surgical guides (patient-specific instruments) for pediatric tibial bone sarcoma resection and allograft reconstruction. Sarcoma. 2013; 2013: 787653.

[3] Bizzotto N, Sandri A, Regis D, Romani D, Tami I, Magnan B. Three-dimensional printing of bone fractures. Surg Innov. 2015; 22(5): 548–51.

[4] Bizzotto N, Tami I, Santucci A, Adani R, Poggi P, Romani D, et al. 3D printed replica of articular fractures for surgical planning and patient consent: a two years multi-centric experience. 3D Print Med. 2016a; 2(1): 2.

[5] Bizzotto N, Tami I, Tami A, Spiegel A, Romani D, Corain M, et al. 3D printed models of distal radius fractures. Injury. 2016b; 47(4): 976–8.

[6] Blakeney WG, Day R, Cusick L, Smith RL. Custom osteotomy guides for resection of a pelvic chondrosarcoma. Acta Orthop. 2014; 85(4): 438–41.

[7] Brown GA, Firoozbakhsh K, DeCoster TA, Reyna JR Jr, Moneim M. Rapid prototyping: the future of trauma surgery? J Bone Joint Surg Am. 2003; 85-A(Suppl 4): 49–55.

[8] Cartiaux O, Paul L, Francq BG, Banse X, Docquier PL. Improved accuracy with 3D planning and patient-specific instruments during simulated pelvic bone tumor surgery. Ann Biomed Eng. 2014; 42(1): 205–13.

[9] Castro NJ, O'Brien J, Zhang LG. Integrating biologically inspired nanomaterials and table-top stereolithography for 3D printed biomimetic osteochondral scaffolds. Nanoscale. 2015;

7(33): 14010−22.

[10] Chen S, Pan Z, Wu Y, Gu Z, Li M, Liang Z, et al. The role of three-dimensional printed models of skull in anatomy education: a randomized controlled trail. Sci Rep. 2017; 7(1): 575.

[11] Curodeau A, Sachs E, Caldarise S. Design and fabrication of cast orthopedic implants with freeform surface textures from 3-D printed ceramic shell. J Biomed Mater Res. 2000; 53(5): 525−35.

[12] Dong J, Zhang S, Liu H, Li X, Liu Y, Du Y. Novel alternative therapy for spinal tuberculosis during surgery: reconstructing with anti-tuberculosis bioactivity implants. Expert Opin Drug Deliv. 2013; 11(3): 299−305.

[13] Faur C, Crainic N, Sticlaru C, Oancea C. Rapid prototyping technique in the preoperative planning for total hip arthroplasty with custom femoral components. Wien Klin Wochenschr. 2013; 125(5−6): 144−9.

[14] Freedman DM, Botte MJ, Gelberman RH. Vascularity of the carpus. Clin Orthop Relat Res. 2001; (383): 47−59.

[15] Giovinco NA, Dunn SP, Dowling L, Smith C, Trowell L, Ruch JA, et al. A novel combination of printed 3-dimensional anatomic templates and computer-assisted surgical simulation for virtual preoperative planning in Charcot foot reconstruction. J Foot Ankle Surg. 2012; 51(3): 387−93.

[16] Gittard SD, Narayan R, Lusk J, Morel P, Stockmans F, Ramsey M, et al. Rapid prototyping of scaphoid and lunate bones. Biotechnol J. 2009; 4(1): 129−34.

[17] Gonçalves EM, Oliveira FJ, Silva RF, Neto MA, Fernandes MH, Amaral M, et al. Three-dimensional printed PCL-hydroxyapatite scaffolds filled with CNTs for bone cell growth stimulation. J Biomed Mater Res B Appl Biomater. 2016; 104(6): 1210−9.

[18] Grayson WL, Frohlich M, Yeager K, Bhumiratana S, Chan ME, Cannizzaro C, et al. Engineering anatomically shaped human bone grafts. Proc Natl Acad Sci U S A. 2009; 107(8): 3299−304.

[19] Gretsch KF, Lather HD, Peddada KV, Deeken CR, Wall LB, Goldfarb CA. Development of novel 3D-printed robotic prosthetic for transradial amputees. Prosthetics Orthot Int. 2016; 40(3): 400−3.

[20] Guitton TG, Brouwer K, Lindenhovius AL, Dyer G, Zurakowski D, Mudgal CS, et al. Diagnostic accuracy of two-dimensional and three-dimensional imaging and modeling of radial head fractures. J Hand Microsurg. 2014; 6(1): 13−7.

[21] Hedequist DJ, Emans JB. The correlation of preoperative three-dimensional computed tomography reconstructions with operative findings in congenital scoliosis. Spine. 2003; 28(22): 2531−4.

[22] Hurson C, Tansey A, O'Donnchadha B, Nicholson P, Rice J, McElwain J. Rapid prototyping in the assessment, classification and preoperative planning of acetabular fractures. Injury. 2007; 38(10): 1158−62.

[23] Imanishi J, Choong PFM. Three-dimensional printed calcaneal prosthesis following total calcanectomy. Int J Surg Case Rep. 2015; 10: 83−7.

[24] Jun Y. Morphological analysis of the human knee joint for creating custom-made implant models. Int J Adv Manuf Technol. 2010; 52(9−12): 841−53.

[25] Kang SJ, Oh MJ, Jeon SP. A novel and easy approach for contouring surgery in patients with craniofacial fibrous dysplasia. J Craniofac Surg. 2015; 26(6): 1977−8.

[26] Krishnan SP, Dawood A, Richards R, Henckel J, Hart AJ. A review of rapid prototyped surgical guides for patient-specific total knee replacement. Bone Joint J. 2012; 94-B(11): 1457−61.

[27] Kundu J, Shim J-H, Jang J, Kim S-W, Cho D-W. An additive manufacturing-based PCL-alginate-chondrocyte bioprinted scaffold for cartilage tissue engineering. J Tissue Eng Regen Med. 2015; 9(11): 1286−97.

[28] Li H, Wang L, Mao Y, Wang Y, Dai K, Zhu Z. Revision of complex acetabular defects using cages with the aid of rapid prototyping. J Arthroplast. 2013; 28(10): 1770−5.

[29] Li B, Chen B, Zhang Y, Wang X, Wang F, Xia H, et al. Comparative use of the computer-aided angiography and rapid prototyping technology versus conventional imaging in the management of the Tile C pelvic fractures. Int Orthop. 2015; 40(1): 161−6.

[30] Li X, Wang Y, Zhao Y, Liu J, Xiao S, Mao K. Multi-level 3D printing implant for reconstructing cervical spine with metastatic papillary thyroid carcinoma. Spine (Phila Pa 1976). 2017 May 11; doi: 10.1097/BRS.0000000000002229Spine.

[31] Lin H, Shi L, Wang D. A rapid and intelligent designing technique for patient-specific and 3D-printed orthopedic cast. 3D Print Med. 2016; 2(1) doi: 10.1186/s41205-016-0007-7.

[32] Ma L, Zhou Y, Zhu Y, Lin Z, Wang Y, Zhang Y, et al. 3D-printed guiding templates for improved osteosarcoma resection. Sci Rep. 2016; 6: 23335.

[33] Mahaisavariya B, Sitthiseripratip K, Oris P, Tongdee T. Rapid prototyping model for surgical planning of corrective osteotomy for cubitus varus: report of two cases. Injury Extra. 2006; 37(5): 176−80.

[34] Mai JG, Gu C, Lin XZ, Li T, Huang WQ, Wang H, et al. Application of three-dimensional printing personalized acetabular wing-plate in treatment of complex acetabular fractures via lateral-rectus approach. Zhonghua Wai Ke Za Zhi. 2017; 55(3): 172−8.

[35] Makinen TJ, Fichman SG, Watts E, Kuzyk PRT, Safir OA, Gross AE. The role of cages in the management of severe acetabular bone defects at revision arthroplasty. Bone Joint J. 2016; 98-B(1_Supple_A): 73−7.

[36] Manganaro MS, Morag Y, Weadock WJ, Yablon CM, Gaetke-Udager K, Stein EB. Creating three-dimensional printed models of acetabular fractures for use as educational tools. Radiographics. 2017; 37(3): 871−80.

[37] Mao K, Wang Y, Xiao S, Liu Z, Zhang Y, Zhang X, et al. Clinical application of computer-designed polystyrene models in complex severe spinal deformities: a pilot study. Eur Spine J. 2010; 19(5): 797−802.

[38] McMenamin PG, Quayle MR, McHenry CR, Adams JW. The production of anatomical teaching resources using three-dimensional (3D) printing technology. Anat Sci Educ. 2014; 7(6): 479−86.

[39] Merceron TK, Burt M, Seol Y-J, Kang H-W, Lee SJ, Yoo JJ, et al. A 3D bioprinted complex structure for engineering the muscle−tendon unit. Biofabrication. 2015; 7(3): 035003.

[40] Minns RJ, Bibb R, Banks R, Sutton RA. The use of a

reconstructed three-dimensional solid model from CT to aid the surgical management of a total knee arthroplasty: a case study. Med Eng Phys. 2003; 25(6): 523–6.

[41] Mizutani J, Matsubara T, Fukuoka M, Tanaka N, Iguchi H, Furuya A, et al. Application of full-scale three- dimensional models in patients with rheumatoid cervical spine. Eur Spine J. 2008; 17(5): 644–9.

[42] Peters P, Langlotz F, Nolte LP. Computer assisted screw insertion into real 3D rapid prototyping pelvis models. Clin Biomech (Bristol, Avon). 2002; 17(5): 376–82.

[43] Pruksakorn D, Chantarapanich N, Arpornchayanon O, Leerapun T, Sitthiseripratip K, Vatanapatimakul N. Rapid-prototype endoprosthesis for palliative reconstruction of an upper extremity after resection of bone metastasis. Int J Comput Assist Radiol Surg. 2014; 10(3): 343–50.

[44] Qiao F, Li D, Jin Z, Hao D, Liao Y, Gong S. A novel combination of computer-assisted reduction technique and three dimensional printed patient-specific external fixator for treatment of tibial fractures. Int Orthop. 2016; 40(4): 835–41.

[45] Renson L, Poilvache P, Van den Wyngaert H. Improved alignment and operating room efficiency with patient-specific instrumentation for TKA. Knee. 2014; 21(6): 1216–20.

[46] Sassoon A, Nam D, Nunley R, Barrack R. Systematic review of patient-specific instrumentation in total knee arthroplasty: new but not improved. Clin Orthop Relat Res. 2014; 473(1): 151–8.

[47] Schwartz A, Money K, Spangehl M, Hattrup S, Claridge RJ, Beauchamp C. Office-based rapid prototyping in orthopedic surgery: a novel planning technique and review of the literature. Am J Orthop (Belle Mead NJ). 2015; 44(1): 19–25.

[48] Sheth U, Theodoropoulos J, Abouali J. Use of 3-dimensional printing for preoperative planning in the treatment of recurrent anterior shoulder instability. Arthrosc Tech. 2015; 4(4): e311–6.

[49] Starosolski ZA, Kan JH, Rosenfeld SD, Krishnamurthy R, Annapragada A. Application of 3-D printing (rapid prototyping) for creating physical models of pediatric orthopedic disorders. Pediatr Radiol. 2013; 44(2): 216–21.

[50] Subburaj K, Ravi B, Agarwal M. Automated identification of anatomical landmarks on 3D bone models reconstructed from CT scan images. Comput Med Imaging Graph. 2009; 33(5): 359–68.

[51] Tack P, Victor J, Gemmel P, Annemans L. 3D-printing techniques in a medical setting: a systematic literature review. Biomed Eng Online. 2016; 15(1): 115.

[52] Tam MD, Laycock SD, Bell D, Chojnowski A. 3-D printout of a DICOM file to aid surgical planning in a 6 year old patient with a large scapular osteochondroma complicating congenital diaphyseal aclasia. J Radiol Case Rep. 2012; 6(1): 31–7.

[53] Temple JP, Hutton DL, Hung BP, Huri PY, Cook CA, Kondragunta R, et al. Engineering anatomically shaped vascularized bone grafts with hASCs and 3D-printed PCL scaffolds. J Biomed Mater Res A. 2014; 102(12): 4317–25.

[54] Upex P, Jouffroy P, Riouallon G. Application of 3D printing for treating fractures of both columns of the acetabulum: benefit of pre-contouring plates on the mirrored healthy pelvis. Orthop Traumatol Surg Res. 2017; 103(3): 331–4.

[55] Voleti PB, Hamula MJ, Baldwin KD, Lee G-C. Current data do not support routine use of patient- specific instrumentation in total knee arthroplasty. J Arthroplast. 2014; 29(9): 1709–12.

[56] West SJ, Mari JM, Khan A, Wan JH, Zhu W, Koutsakos IG, et al. Development of an ultrasound phantom for spinal injections with 3-dimensional printing. Reg Anesth Pain Med. 2014; 39(5): 429–33.

[57] Won SH, Lee YK, Ha YC, Suh YS, Koo KH. Improving pre-operative planning for complex total hip replacement with a rapid prototype model enabling surgical simulation. Bone Joint J. 2013; 95-B(11): 1458–63.

[58] Wong JY. On-site 3D printing of functional custom mallet splints for Mars analogue crewmembers. Aerosp Med Hum Perform. 2015; 86(10): 911–4.

[59] Wong KC, Kumta SM, Chiu KH, Antonio GE, Unwin P, Leung KS. Precision tumour resection and reconstruction using image-guided computer navigation. J Bone Joint Surg Br. 2007a; 89(7): 943–7.

[60] Wong KC, Kumta SM, Chiu KH, Cheung KW, Leung KS, Unwin P, et al. Computer assisted pelvic tumor resection and reconstruction with a custom-made prosthesis using an innovative adaptation and its validation. Comput Aided Surg. 2007b; 12(4): 225–32.

[61] Wong KC, Kumta SM, Geel NV, Demol J. One-step reconstruction with a 3D-printed, biomechanically evaluated custom implant after complex pelvic tumor resection. Comput Aided Surg. 2015; 20(1): 14–23.

[62] Wu Z-X, Huang L-Y, Sang H-X, Ma Z-S, Wan S-Y, Cui G, et al. Accuracy and safety assessment of pedicle screw placement using the rapid prototyping technique in severe congenital scoliosis. J Spinal Disord Tech. 2011; 24(7): 444–50.

[63] Wu XB, Wang JQ, Zhao CP, Sun X, Shi Y, Zhang ZA, et al. Printed three-dimensional anatomic templates for virtual preoperative planning before reconstruction of old pelvic injuries: initial results. Chin Med J. 2015; 128(4): 477–82.

[64] Wyatt MC. Custom 3D-printed acetabular implants in hip surgery – innovative breakthrough or expensive bespoke upgrade? Hip Int. 2015; 25(4): 375–9.

[65] Xiao J-R, Huang W-D, Yang X-H, Yan W-J, Song D-W, Wei H-F, et al. En bloc resection of primary malignant bone tumor in the cervical spine based on 3-dimensional printing technology. Orthop Surg. 2016; 8(2): 171–8.

[66] Xu N, Wei F, Liu X, Jiang L, Cai H, Li Z, et al. Reconstruction of the upper cervical spine using a personalized 3D-printed vertebral body in an adolescent with Ewing sarcoma. Spine. 2016; 41(1): E50–4.

[67] Zeng C, Xing W, Wu Z, Huang H, Huang W. A combination of three-dimensional printing and computer-assisted virtual surgical procedure for preoperative planning of acetabular fracture reduction. Injury. 2016; 47(10): 2223–7.

[68] Zhu M, Li K, Zhu Y, Zhang J, Ye X. 3D-printed hierarchical scaffold for localized isoniazid/rifampin drug delivery and osteoarticular tuberculosis therapy. Acta Biomater. 2015; 16: 145–55.

[69] Zuniga J, Katsavelis D, Peck J, Stollberg J, Petrykowski M, Carson A, et al. Cyborg beast: a low-cost 3d-printed prosthetic hand for children with upper-limb differences. BMC Res Notes. 2015; 8(1): 10.

第 **9** 章
3D 打印与患者匹配的植入物

Andrew M. Christensen

9.1 背景

患者匹配的植入物是 3D 打印在医学上最早的伟大应用之一（Mankovich 等，1990；Stoker 等，1992；Binder 和 Kaye 1994；Komori 等，1994）。甚至在 3D 打印出现之前，外科医生就已经使用粗糙的、手动方法构建模型来辅助设计与患者匹配的植入物。它们往往被用于一些复杂的重建手术，例如在肿瘤切除后重建骨盆缺损的手术等。能够清晰展示人们试图重建的解剖区域的模型是 3D 打印在这个领域的完美应用。据文献报道，预先制作的植入物可有以下优势：缩短手术时间、术中使用便捷、完美的形状或设计以及对常规植入物无法使用时仍具有重建解剖区域的能力（Hamid 等，2016；McAloon 1997；Erickson 等，1999；Taunton 等，2012）。在最初，3D 打印并没有用于创建实际的植入物，而是帮助改善了这些植入物的设计和工作流程，或者制作一些用于制作植入物的工具。外科医生使用解剖模型对钢板的塑形也与患者匹配植入物的主题密切相关。自发展以来，制作个体化植入物这种非常"手动"的技术一直是医学建模的支柱（Eppley 和 Sadove，1998）（图 9.1 和图 9.2）。

在过去的 5 年中，使用 3D 打印技术直接制作可植入部件的方式变得越来越常见（Hamid 等，

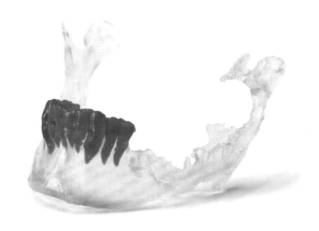

图 9.1　左侧下颌骨肿瘤侵蚀骨的光固化打印模型。手术将切除下颌骨近一半的骨组织，并用一个大的重建板和骨移植物来替代（致谢 3D Systems, Rock Hill, South Carolina, USA）。

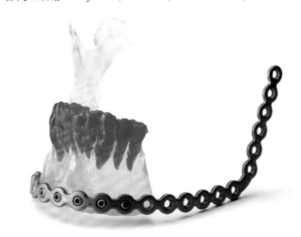

图 9.2　模拟手术切除左侧下颌骨，术前预弯重建用的钛板。术前进行预弯不仅可以节省手术时间，而且可为患者提供更好的美学修复（致谢 3D Systems, Rock Hill, South Carolina, USA）。

A.M. Christensen
SOMADEN LLC, 8156 S. Wadsworth Blvd., Unit E-357, Littleton, CO 80128, USA
e-mail: biomdlr@me.com

2016；Di Prima 等，2016）。当 3D 打印直接用于患者匹配的植入物制作时，该制造技术就非常适合这种一次性使用的特定产品的制作。3D 打印的另一个好处是模型的复杂程度与制作成本并不相关，很多时候设计越复杂，实际生产的速度反而越快，也越经济（图 9.3）。这是设计思维方面的一个重大转变，生物医学工程师和其他传统上使用减法加工生产植入物的人需要重新定位和扩展他们的设计思维，以便打破这种思维给制造过程带来的限制。

在 19 世纪 90 年代，早期患者匹配的植入物的使用以颅颌面（CMF）应用为主，并且按照解剖区域所占的百分比计算，颅颌面部现今仍可能是最普遍的应用领域（Chepelev 等，2017）。基于面部结构本身的复杂性，以及不仅需要功能重建而且需要美学重建的要求，CMF 应用仍然是患者个体化植入物技术应用的最佳领域（Erickson 等，1999；Powers 等，1998；Müller 等，2003）。该技术在身体的其他部位大型重建手术的应用也日趋成熟，而这些大型手术常为肿瘤病例（Mulford 等，2016）。随着时间的推移，又出现了更多的应用，例如某些复杂的保肢手术，因为肢体缺损不易用现有的大小或形状匹配的植入物进行重建。由于 3D 打印技术能够以精确的形状和尺寸制作模型，同时能够打印健侧解剖结构以用作解剖重建的参考，所以这项技术在创建

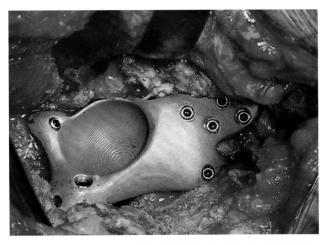

图 9.3　手术植入时 3D 打印制作的与患者情况匹配的髋臼杯（致谢 New Zealand Ossis 公司的 P. James Burn 博士和 Paul Morrison）。

与患者相匹配的植入物方面具有独特的优势。

目前，患者个体化定制植入物的应用正在经历从仅用于极端的大型重建手术病例向用于更多"日常"类型的外科病例的重要转变阶段。例如，该技术正在神经外科领域大显身手，如用于修复大范围颅骨缺损的颅骨成形术中，对于直径超过几英寸的缺损，在全球范围内的这类病例中有很大一部分都涉及使用 3D 打印技术辅助颅骨植入物的定制（Roberson 和 Rosenberg，1997；Eppley 和 Sadove，1998）。另外，此技术在其他更常见的领域现在也开始流行起来，例如在部分或全膝关节成形术中，患者定制的植入物也越来越多见（Slamin 和 Parsley，2012）。

9.2　专业术语

从规范化的角度来看，用于描述患者个体化植入物的术语是重要的。从历史上看，"定制（custom）"一词一直被用来描述使用医学图像数据为特定患者制作的 3D 打印植入物的过程。然而，从美国 FDA 的角度来看，"定制"一词与"定制设备豁免（Custom Device Exemption）"密切相关（FDA，2014），这是一种非常具体、明确的，用于在治疗单一患者时使用单一设备的描述方式。这样的设备在使用上有很多严格的限制，其中最主要的一条是没有合适的、现有的商业设备可用来治疗患者病情。从设备制造商的观点来看，使用定制设备豁免来提供植入物还有其他的一些缺点，如严格限制每年生产 5 个单位，并且不能进行营销，这两种情况都严重限制了在定制设备豁免基础上为广泛人群提供植入物的能力。

FDA 建议使用术语"患者匹配（patient-matched）"一词，以使得经过严格的市场许可［如 510（K）或市场批准（PMA）］的设备、患者匹配的设备、用于特殊情况的一次性设备和定制设备之间的界限更加清晰（FDA，2016）。患者匹配的植入物通过 FDA 的传统监管途径进行市场许可的方

式，与常规的现成尺寸的植入物非常相似。然而，区别在于须由 FDA 规定植入物的大小、形状等，FDA 通过对植入物设计"系统"的监管来约束患者匹配的植入物的设计。这个"系统"的概念包括诸如医学影像和设计软件等。最终患者匹配的植入物设计必须符合公司预先确定的标准，在标准范围内，植入物允许在厚度、尺寸、膨胀度和材料等方面进行变更。

9.3 患者匹配植入物的医学影像与数字化设计

现代容积医学成像研究可以产生高质量的影像数据，用于患者匹配的植入物设计和制作。大多数用于骨解剖重建的植入物都是在术前 CT 数据的帮助下设计出来的。用于从影像数据分割提取目标区域精确解剖结构的典型工作流程是由专业的技术人员使用专门的软件工具来完成的。当目标区域的解剖结构被分割提取出来后，接下来的工作流程就可以根据患者匹配的植入物的具体需求，以多种不同的方式开展。这可以看起来像 3D 打印一个解剖模型一样简单，或者像制造模具一样复杂，甚至可以使用生物相容性材料直接 3D 打印制作植入物。

尽管医学影像技术早已能够用于患者匹配的植入物打印，但能完美地完成数字化设计的软件工具却"姗姗来迟"。直到 2000 年之后，才有了能够精确操纵这些器官模型的软件工具。这些工具中有许多至今仍在广泛用于植入物的设计，如 Geomagic Freeform 软件（3D Systems，Rock Hill，SC）。Freeform 系统的独特之处在于，它将器官模型的操作软件与触觉反馈结合在一起，因此用户可以实际"感受"他们在数字空间中正在处理的模型（图 9.4）。对于许多特定患者的植入物来说，这些植入物都是经过解剖学设计的（也就是说，是为了模仿他们正在替换的解剖结构的形状），就这一点而言，这个工具已经非常强大了。鞋制造业等不同行业的其他设计任务也严重依赖于器官建模软件，

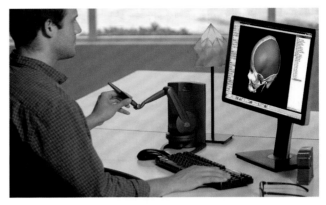

图 9.4　工程师正在使用 Geomagic Freeform 软件设计与患者匹配的颅骨模型。他左手的工具可提供力学反馈，给设计师一种"触摸"实体的感觉（致谢 3D Systems, Rock Hill, South Carolina, USA）。

这种软件可以用来设计非常复杂的几何形状，比如鞋底。数字设计在网格表面模型的设计方面是最强大的，这些设计好的模型可以使用数字制造技术（如 3D 打印）直接进行制作。此外，数字设计还可以用来设计接近最终形态的部件，供外科医生对照、进一步设计和修改。

从设计软件的角度来看，这对于患者匹配的植入物设计来说是一个激动人心的时刻。在过去，只有少量"一次性"的植入物是用 3D 打印创建的，而且这些植入物最初都是通过手工建模完成，即使设计师以数字方式完成这项工作，但依然费时费力。今天，一些软件工具将许多这样的设计任务变成了完全自动化生成，就像劳动密集型产业的变革一样，一旦系统被开发完成，这项工作将毫不费力。除了节省花费在劳动力方面的时间和金钱之外，自动化设计的其他好还包括可再现性和标准化，这两者都可以通过自动化设计程序进行更好的预测。在未来 5 年内，我们将见证完全自动化对个体化患者匹配植入物设计带来的经济性、时间性和实用性方面的改变。

9.4 3D 打印如何匹配

没有单一的工具或方法可以满足所有类型的患者匹配植入物的设计和制作需求。3D 打印技术则

支持以多种方式创建患者匹配的植入物，包括：

（1）以解剖模型作为基准，手工设计制作植入物（如，使用蜡或黏土）。

（2）以解剖模型作为模板，在术中或术前手工制作现成的植入物。

（3）使用数字化工具设计不同类型的模型作为制造植入物的工具（模具或蜡型）。

（4）直接使用可植入的生物材料经数字化设计和 3D 打印方式制作这些植入物。

9.4.1 以解剖模型作为手工设计的基准

在这种情况下，解剖模型是 3D 打印的，用于外科医生和工程师进行植入物的设计，许多骨重建、可植入装置都是以这种方式设计的。3D 打印的模型能让外科医生清楚地看到手中的解剖结构，并在设计患者匹配的植入物之前对解剖结构进行必要的修改，例如去除骨刺和现有植入物等（图9.5）。植入物的设计可以像在模型上创建一块蜡模一样简单。之后，这种设计可以铸造为金属材质，由车床加工，或计算机数控（CNC）加工。从历史上看，在没有数字设计工具的情况下，这一直是创建患者匹配植入物的最常用方法，然而，鉴于今天可用的数字化设计工具，这种方法已经更多地被数字化技术所替代。

9.4.2 外科医生在术中或术前弯折 / 匹配

在很多情况下，外科医生利用 3D 打印的模型或模板来创建患者匹配的植入物（设想术中弯折重建钢板）。这也是非常常见的个性化植入物的制作方式，这种方法简便直接，医生也很容易进行修改，以匹配患者的解剖结构。

9.4.3 打印的模型作为制作工具或模具

如果植入物设计是以数字方式进行的，则需要将该设计输出为物理形式。这存在许多方法，但两种主要方法包括植入物的数字设计作为熔模铸造的模具来产生，以及将数字设计的模型作为一整块材

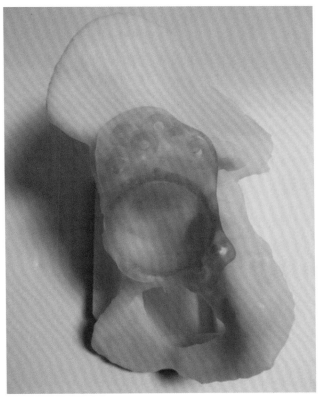

图 9.5　3D 打印的试验性植入物（蓝绿色）在特定患者的骨骼模型进行测试，用于患者匹配的髋关节重建病例（致谢 New Zealand Ossis 公司的 P. James Burn 博士和 Paul Morrison）。

料中抠除的部分，并将这块材料分为两部分进行灌注成型。

（1）3D 打印植入物的熔模铸造模具。在这种情况下，可以想象近端全膝关节部件的数字化设计，目标材料是钴铬（Co-Cr）合金。Co-Cr 合金是典型的可以使用熔模铸造工艺的材料。在这种情况下，数字设计的患者匹配的植入物通过 3D 打印制成蜡模，或使用其他允许使用熔模铸造工艺的材料打印。打印完成后，即可加入传统的熔模铸造工艺制作流程中，包括后续的精加工和抛光等环节。

（2）3D 打印用于植入物灌注成形的模具。在这种情况下，植入物制作可能需使用某种聚合物，或者是某种不容易直接 3D 打印的材料。在设计过程中，使用计算机将设计的植入物模型从一块完整材料抠除，然后切割成两部分的模具，然后使用 3D 打印机制作模具。在 3D 打印的模具最终灌注

成型之前，还可以将一些柱体和孔洞等部件添加到模型中用以辅助两部分模具的匹配。模具被打印出来后，即可进行灌注成型（即，将材料灌注到模具中以形成植入物的形状）。植入物就这样被制作完成、包装并准备好使用。这种方法对于还不适合直接 3D 打印的植入物材料来说是常用的方法。

9.4.4 植入物的数字化设计和直接利用可植入材料 3D 打印

对患者匹配的植入物来说，最直接的生产途径必然是使用合适的生物材料直接进行 3D 打印。现如今，已经有了能够使用多种金属和塑料等材料打印人体可植入部件的 3D 打印技术。大多数常见的直接金属打印植入物是由钛、钛合金和钴铬合金等粉末材料经粉床熔融技术（EBM、DMLS、SLM、DMP）生产的。在聚合物材料中，迄今为止大多数聚合物可植入部件都是使用聚醚醚酮（PEEK）和聚醚酮（PEKK）材料经激光烧结技术打印的，其他如硅和聚乙烯等材料也在研究之中。钛和其他生物材料植入物的 3D 打印已经开展了 10 余年，2010 年 FDA 首次批准钛 3D 打印植入物进行临床应用（FDA 2010），2013 年 FDA 首次批准聚合物 3D 打印植入物进入临床（FDA 2013）。尽管已经获得了批准，但目前制造的许多患者匹配的植入物仍然是通过机械加工、熔模铸造或灌注成型工艺制作的，而不是直接 3D 打印。

9.5 患者匹配植入物示例

以下是一些临床上患者匹配植入物应用的例子，用以说明该技术的适用范围和 3D 打印技术的常规使用范式。

（1）进行面部整形的硅胶植入物。需要增加软组织或改变面部骨骼畸形的患者可以受益于患者匹配的硅胶植入物（图 9.6）。这些植入物可以手工设计，也可以根据患者匹配的骨骼模型进行数字化设计。

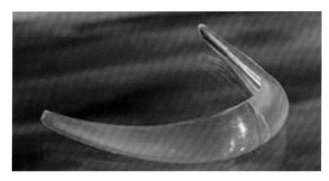

图 9.6 需行隆颏手术患者所使用的 3D 打印硅胶植入物（致谢 Implantech Associates Ventura，California，USA）。

（2）3D 打印钛假体行半骨盆重建。肿瘤患者通常需要在广泛切除肿瘤组织后进行组织重建。钛合金材料 3D 打印（EBM，粉床熔融）与全数字化设计相结合，利用 3D 打印可以制作复杂的、与原解剖结构相似形状的假体。注意植入物边缘的多孔部分，专为更有力的肌肉黏附而设计（图 9.7）。

（3）髋关节成形翻修术。在每年所有的全髋关节置换手术中，约有 15% 的手术是翻修手术，并且近年来进行第二次或第三次翻修的患者数量在不断增加。每一次翻修手术都将去除更多本用以固定臼杯的正常的基础骨组织。当遇到广泛的骨丢失时，设计一个用于在最佳位置重塑患者的解剖结构

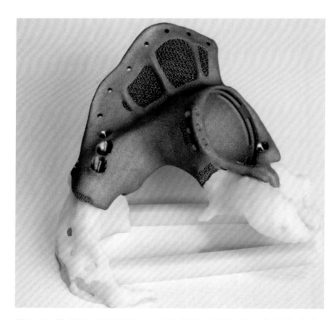

图 9.7 使用患者匹配的 3D 打印钛合金假体进行半骨盆重建。注意设计中多孔的区域，专为增强组织黏接而设计（致谢 New Zealand Ossis 公司的 P. James Burn 博士和 Paul Morrison）。

的患者匹配的植入物是最佳的解决方案。钛合金（EBM，粉床熔融）3D 打印植入物可以在模型数字化设计后直接完成生产（图 9.8 和图 9.9）。

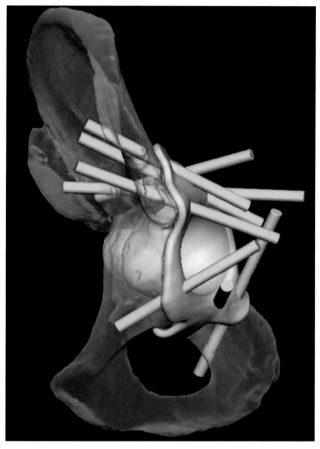

图 9.8　患者匹配的翻修髋臼组件设计允许螺钉轨迹的精确定位和放置（黄色）（致谢 New Zealand Ossis 公司的 P. James Burn 博士和 Paul Morrison）。

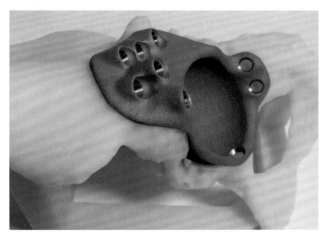

图 9.9　为需要行髋关节置换翻修术制作的患者匹配的 3D 打印钛合金植入物（致谢 New Zealand Ossis 公司的 P. James Burn 博士和 Paul Morrison）。

（4）使用 PEKK 材料直接 3D 打印颅骨成形补片。具有 FDA 许可的可植入聚合物材料的直接打印生产从 2013 年以来才开始。独特的聚醚酮（PEKK）生物材料已经为该技术在这一领域的使用铺平了道路。在这个颅骨成形术植入补片的案例中，患者的颅骨有一个很大的缺损，可能是由于创伤或之前的手术造成的（图 9.10）。在完成植入物的数字化设计后，可以利用 PEKK 生物材料直接进行植入补片的 3D 打印（激光烧结，粉床熔融）。

（5）颞下颌关节与下颌骨重建。早期，最多见的患者匹配植入物的应用领域之一便是在全颞下颌关节（TMJ）的重建领域（Worford 等，2015）。很多时候，植入物将以传统方式生产（即数控加工或铸造成形），但 3D 打印的解剖模型将是个性化设计过程的关键（图 9.11）。

（6）机械加工 PEEK 颧骨植入物。像颧骨加眶底植入物这样的个性化面部重建假体在整形外科和口腔颌面外科领域中越来越受欢迎。颧骨多次遭受创伤的患者将需要对骨骼结构进行重建，以再次恢复正常外观。在这些案例中的某些情况下，眼球位置也需要进行调整。使用数字化设计联合 PEEK 机加共的方法，这些植入物可以制成类似"拼图"的复合体，以使植入后达到最佳稳定状态（图 9.12）。

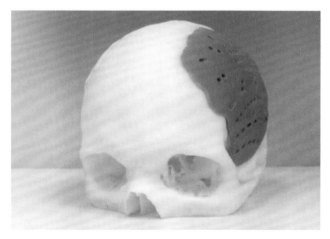

图 9.10　用 PEKK 生物材料 3D 打印的颅骨缺损患者手术补片（致谢 Oxford Performance Materials，South Windsor，Connecticut，USA）。

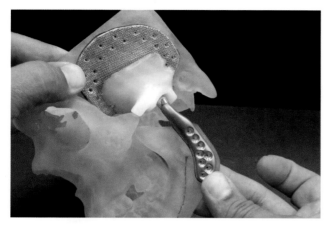

图 9.11 患者匹配的颞下颌关节置换术，使用比正常缺损区域更大的假体覆盖颞部，在设计和制造假体的过程中也使用了 3D 打印的模型（致谢 TMJ Concepts，Ventura，California，USA）。

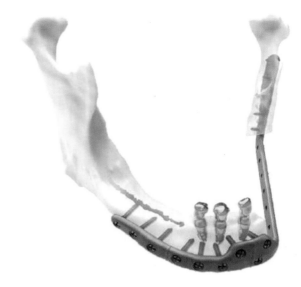

图 9.13 左下颌骨切除后 3D 打印下颌重建板（灰色），将数字化设计与数字化输出相结合，可实现精确的螺钉定位和外形轮廓（致谢 KLS Martin，Jacksonvillie，Florida，USA）。

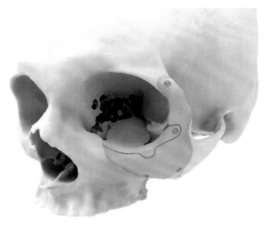

图 9.12 加工后的 PEEK 植入体是通过数字化技术设计并通过机械车床制作的。但 3D 打印的解剖模型为这些部件的设计和质量控制奠定了基础（致谢 KLS Martin，Jacksonvillie，Florida，USA）。

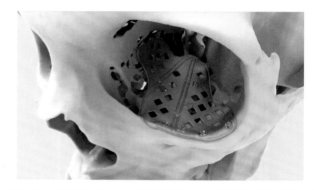

图 9.14 基于患者的 CT 扫描设计出患者匹配的眶底修复板（灰色），并通过钛金属 3D 打印制作（致谢 KLS Martin，Jacksonvillie，Florida，USA）。

（7）直接 3D 打印的钛合金下颌重建板。数字规划和患者匹配植入物相结合的一个常见应用是进行下颌重建。在这种情况下，重建钛板使用钛合金材料直接 3D 打印制成（激光烧结，粉床熔融），以便在切除部分下颌骨后对原有的下颌骨形状进行精确复原（图 9.13）。

（8）患者匹配的眶底植入物。在面部骨折的病例中，患者常常会发生眶底"爆裂"，眶底的薄骨骨折并移位至上颌窦，导致眼球向下移位。患者匹配的植入物，如 3D 打印（激光烧结，粉床熔融）钛植入物可用于眶底的完美修复，同时还不会影响其他敏感区域，如视神经（图 9.14）。

（9）直接 3D 打印钛合金踝关节融合辅助框架（Hamid 等，2016）。很多时候，从稳定性和血管的角度来看，大段骨缺损威胁着肢体的生存能力。保肢手术是为了避免截肢的可能。在这个案例中，患者表现为踝关节粉碎性骨折，并被给予了包括截肢在内的几种选择（图 9.15）。患者匹配的 3D 打印钛合金辅助框架（EBM，粉床熔融）的设计是为了让她在保留肢体的同时，并能够与相邻的内固定（棒、螺钉）一起使用。

（10）钛合金直接 3D 打印肱骨远端关节面重建假体（图 9.16）。

（11）用于气管支气管软化症的 3D 打印生物

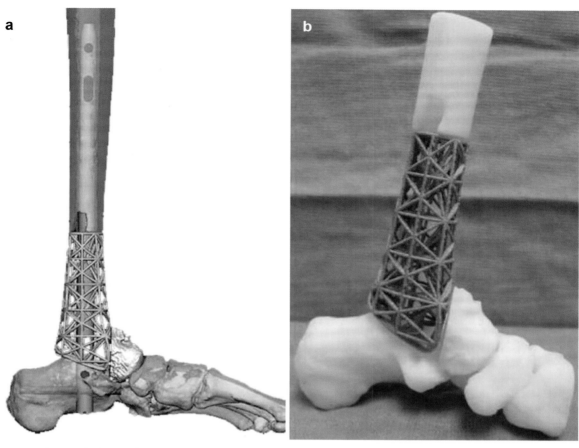

图 9.15 a、b. 大型 3D 打印的可填充骨移植物的钛合金框架，以替代小腿在踝关节处缺失的骨解剖结构（致谢 4WEB Medical，Frisco，Texas，USA）。

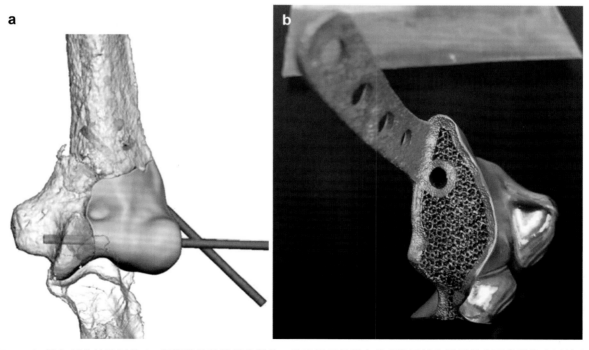

图 9.16 a、b. 添加氮化钛涂层的 3D 打印肱骨远端置换假体。注意用于骨长入的多孔区域和模拟关节面高度抛光区域（致谢 4WEB Medical，Frisco，Texas，USA）。

可吸收气管夹板。密歇根大学开发了一种患者匹配的 3D 打印气管夹板，用于治疗一种名为气管支气管软化症（TBM）的罕见疾病，即气道塌陷。该夹板是利用患者的气道 CT 扫描数据，使用 Materialise Mimics 软件设计并使用生物可吸收材料 3D 打印而来。目的是利用夹板对气管局部进行支撑以防止气道塌陷，并最终在患者气道重塑后经自体组织吸收。Materialise 公司和密歇根大学达成合作，将这种突破性的设备和技术投入商业化（图 9.17）。

这里展示的一些例子是真正的个体化定制产品，正如前面讨论术语时所讨论的。也有一些是更商业化使用的，并且已经通过了美国 FDA 正式上市前审批流程〔510（k）或 PMA〕的产品。

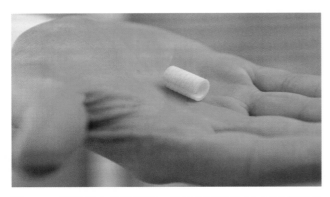

图 9.17 密歇根大学开发了一种患者匹配的 3D 打印气管夹板，用于治疗患有罕见的气管支气管软化症的儿童（TBM）。该夹板根据患者的气道 CT 扫描数据结合 Materialise Mimics 软件设计并采用生物可吸收材料 3D 打印制作而成（致谢 Materialise USA，Plymouth，Michigan，USA 和 University of Michigan，Ann Arbor，Michigan，USA）。

9.6 总结

假如对目前整个重建植入物行业进行一次跨专业调查，你会发现患者匹配的植入物的使用比以往任何时候都要多，应用范围也遍及全身。当将其应用于非常不常见和特殊的重建手术时，患者匹配的植入物应用已经被证明效果极佳。然而，随着时间的推移，大量应用会变得更加常见，也使得这些个体化的植入物造福更多患者。大多数关于使用患者匹配植入物的报道都提及了手术时间的缩短，这一点巩固了它们在某些领域的应用，例如大型肿瘤重建。同时，进一步研究也在着力于揭示个体化的植入物应用于全膝关节置换这样的手术时，除了在手术期间能够帮助外科医生提高技术水平外，也可以为患者提供长期的受益。

个体化治疗是一个关注度日益增高的领域，并将进一步增长，同时会影响到许多传统上使用"一刀切"方法的领域。进一步推广患者匹配技术的关键在于，它不仅对患者和外科医生带来收益，也会对医院和付费方带来好处。今天，当有人提到"患者匹配的植入物"时，总有人觉得患者匹配便意味着昂贵。但随着更先进的自动化软件的开发和更好的植入物直接 3D 打印技术的进步，这些设备的费用将会逐渐降低，从而也会使患者匹配植入物的价格进一步降低。由此看来，患者匹配的植入物技术有着光明的前景，我们应该在身体的更多区域进一步开发相关潜能。

参·考·文·献

[1] Binder WJ, Kaye AH. Three-dimensional computer modeling. Facial Plast Surg Clin North Am. 1994; 2: 357.

[2] Chepelev L, Giannopoulos A, Tang A, et al. Medical 3D printing: methods to standardize terminology and report trends. 3D Print Med. 2017; 3: 4. doi: 10.1186/s41205-017-0012-5.

[3] Di Prima M, Coburn J, Hwang D, Kelly J, Khairuzzaman A, Ricles L. Additively manufactured medical products – the FDA perspective. 3D Print Med. 2016; 2: 1. doi: 10.1186/s41205-016-0005-9.

[4] Eppley BL, Sadove AM. Computer generated patient models for reconstruction of cranial and facial deformities. J Craniofac Surg. 1998; 6: 548.

[5] Erickson DM, Chance D, Schmitt S, et al. An opinion survey of reported benefits from the use of stereolithographic models. J Oral Maxillofac Surg. 1999; 57: 1040.

[6] FDA. Exactech 510(k) K102975 Exactech Novation Crown Cup with InteGrip acetabular shell. November 5, 2010. https://www.accessdata.fda.gov/cdrh_docs/pdf10/K102975.pdf. Accessed 2017 Apr 30.

[7] FDA. Oxford performance materials 510(k) K121818 OsteoFab™ patient-specific cranial device. Feb 7, 2013. https://www.accessdata.fda.gov/cdrh_docs/pdf12/K121818.pdf.

Accessed 2017 Apr 30.

[8] FDA. Custom device exemption guidance for industry and FDA staff. Document issued on September 24, 2014. https://www.fda.gov/downloads/medicaldevices/deviceregulationandguidance/guidancedocuments/ucm415799.pdf. Accessed 2017 Apr 30.

[9] FDA. Technical considerations for additive manufactured devices, draft guidance for industry and FDA Staff. May 10, 2016. https://www.fda.gov/downloads/MedicalDevices/DeviceRegulationandGuidance/GuidanceDocuments/UCM499809.pdf. Accessed 2017 Apr 30.

[10] Hamid KS, Parekh SG, Adams SB. Salvage of severe foot and ankle trauma with a 3D printed scaffold. Foot Ankle Int. 2016; 37(4): 433−9.

[11] Komori T, Takato T, Akagawa T. Use of a laser-hardened three-dimensional replica for simulated surgery. J Oral Maxillofac Surg. 1994; 52: 516.

[12] Mankovich NJ, Cheeseman AM, Stoker NJ. The display of three-dimensional anatomy with stereolithographic models. J Digit Imaging. 1990; 3: 200.

[13] McAloon K. Rapid prototyping technology: a unique approach to the diagnosis and planning of medical procedures. Dearborn, MI: The Society of Manufacturing Engineers; 1997.

[14] Morrison RJ, Hollister SJ, Niedner MF, et al. Mitigation of tracheobronchomalacia with 3D-printed personalized medical devices in pediatric patients. Sci Transl Med. 2015; 7: 285ra64.

[15] Mulford JS, Babazadeh S, Mackay N. Threedimensional printing in orthopaedic surgery: review of current and future applications. ANZ J Surg. 2016; 86(9): 648−53.

[16] Müller A, Krishnan KG, Uhl E, Mast G. The application of rapid prototyping techniques in cranial reconstruction and preoperative planning in neurosurgery. J Craniofac Surg. 2003; 14: 899−914.

[17] Powers DB, Edgin WA, Tabatchnick L. Stereolithography: a historical review and indications for use in the management of trauma. J Craniomaxillofac Trauma. 1998; 4: 16.

[18] Roberson JB, Rosenberg WS. Traumatic cranial defects reconstructed with the HTR-PMI cranioplastic implant. J Craniomaxillofac Trauma. 1997; 3(2): 8−13.

[19] Slamin J, Parsley B. Evolution of customization design for total knee arthroplasty. Curr Rev Muscoskelet Med. 2012; 5(4): 290−5.

[20] Stoker NG, Mankovich NJ, Valentino D. Stereolithographic models for surgical planning. J Oral Maxillofac Surg. 1992; 50: 466.

[21] Taunton MJ, et al. Pelvic discontinuity treated with custom triflange component: a reliable option. Clin Orthop Relat Res. 2012; 470(2): 428−34.

第 **10** 章

FDA 的监管机制和 **3D** 打印医学模型、部件的技术考量

—— James C. Coburn and Gerald T. Grant ——

10.1　简介

医学影像学的进步，交互式 3D 设计软件的应用以及制造技术的发展，已经为创新性的患者个体化治疗提供了前所未有的机会。这些技术上的进步不仅适用于医疗或牙科器械的商业制造领域，而且就其本质而言，其应用范围可以上至大型医疗中心，下至地方的医疗、口腔诊所。在过去的 15 年中，数字影像技术、数字化设计和数字制造技术的大范围应用已经证明其可以辅助缩短手术时间，提供比传统手术和康复方案更好的患者预后（图 10.1）。在许多案例中，已证实这些新技术可以将更复杂的治疗方案简单化，如牙科植入物的放置和修复，为紧急患者设计和制造复杂的救护装置，比如儿科患者的气道辅助装置等。这些装置的设计者和制造者通常隶属于某研究机构或者私人的办公室，所以这些制造者可能不知道使用这些器械需受到的监管，或在某些情况下出于同样的原因不情愿受到监管。

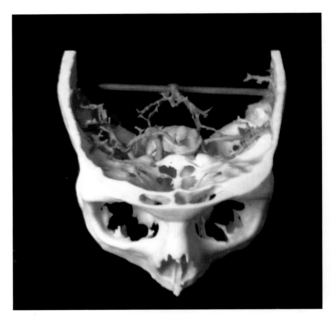

图 10.1　肿瘤和血管系统的医学模型。

本章的目的是使读者了解 FDA 在医疗器械发展和监管中的准则，并希望消除一些错误的观念，同时为大家在患者治疗的过程中使用这些新技术提供指导。

J.C. Coburn, M.S., C.P.H. (✉)
US Food and Drug Administration, Silver Spring, MD, USA
e-mail: james.coburn@fda.hhs.gov

G.T. Grant, D.M.D., M.S.
University of Louisville, School of Dentistry, Louisville, KY, USA
e-mail: gerald.grant@louisville.edu

10.2 FDA 准则

FDA 负责确保在美国销售的医疗产品，包括药物、器械和生物制剂是安全有效的。3D 打印是一种新兴的技术，它将许多可能不熟悉联邦医疗器械法规和要求的用户带入了这个新的领域。FDA 已经有了 10 年 3D 打印医疗器械的经验，也为小企业开发医疗器械提供资源。本章提供了一个 FDA 整体监管框架的概述，讨论主题将包括 FDA 如何对医疗器械进行分类、上市前监管、FDA 对于特定器械类型的指导和用于帮助器械开发人员、用户和临床医生的资源。它还包括一个简短的摘要，内容是 FDA 对医疗器械制造的技术考虑（FDA，2016a）。这些考虑因素已在 2016 年 5 月发布的草案中公布，待定稿。它们基于 FDA 的科学与工程实验室的内部研究成果，来自 2014 年 10 月 8 日至 9 日 FDA 首次举办的 3D 打印研讨会及随后的科学和公开会议资料，由行业、学术界、患者团体等相关人员直接参与制定。

10.3 FDA 医疗器械管理路径概述

医疗器械涵盖范围广泛，从压舌板到全膝关节置换器械以及植入式心脏除颤器，全部在设备和放射健康中心（CDRH）的监管之下。医疗器械食品药品和化妆品法案［FDCA Section 201（h）］中将其定义为"仪器、器械、工具、机器、装置、植入物、体外试剂或其他类似或相关"，包括以下组成部分或附件：

（1）能在国家官方处方或美国药典中得到认可。

（2）用于疾病诊断或其他情况，或用于治愈、缓解、预防人及动物的疾病。

（3）意图影响人体或其他动物的身体结构或任何功能，或者在人体或其他动物的身体上通过化学手段没有达到其原有目的，或不依赖于代谢实现其任何原有目的。

FDA 使用风险框架来对医疗器械进行评估，该框架明确了医疗器械在美国上市前必须满足的监管要求。除了风险外的几个因素有助于确定监管的分类和评估，这些包括但不限于预期用途和适应证。这两个术语经常混为一谈但它们是截然不同的，正如 FDA 所澄清的那样：上市前的实质等价评估，"D.1."章节中所说的"预期用途是指医疗器械的一般用途或功能，并包含适应证"（FDA，2014a，b）。适应证这个术语在"21 CFR 814.20（b）（3）（i）"中进行了具体的定义，"描述了器械对于诊断、治疗、预防、治愈或缓解的疾病和情况，包括医疗器械适用人群的描述"。理解基本的监管框架和术语对新医疗器械开发人员、工程师和临床医生大有裨益。

10.3.1 资源

与 FDA 的打交道可能看起来是一项令人生畏的任务，但实际上，99% 与 FDA 打交道的医疗器械商都是规模很小的企业，而且，这些企业中的 74% 只有 10 名或更少的员工。医疗器械工厂是一个为小型创新团体开发新产品和技术的地方，CDRH 旨在为其提供资源，培养创新能力。FDA 网站中载有为新人和有经验的医疗产品开发者、制造商、赞助商和消费者提供的宝贵信息。本章所引用的网站将在附加在线资源部分中列出，并提供它们的超链接。具体来说，CDRH 网站包含一个名为"器械建议"的部分，它可以提供全面的监管信息和一系列被称为"CDRH 学习"的网络研讨会，用以描述 FDA 的要求和规定。网站主题包括摘要信息、如何研究和营销器械、特殊情况专题以及上市后的工作。3D 打印在 FDA 网站上有自己的一组页面，讨论了 3D 打印的医疗应用类型，并提供了更多 FDA 在从中发挥作用的细节。一般来说，FDA 在描述政策、解释法规和特定产品的问题时，最常见的方法之一就是通过发布指导性文件，这些文件可以通过可搜索数据库获取。CDRH 指导性文件阐明了每种提交类型的流程和要求，最佳实践的建议以及某些要求全面评估的器械需提交的具体数据。在开发或测试的早期与 FDA 讨论拟开发的器械或医疗产品,可以了解 FDA 希望看到哪些产品获得批准,这对开发者和制造商来说无疑是非常有利的。

10.3.2 分类

目前在美国市场上销售的所有医疗器械都由 FDA 进行分类,FDA 通常可以作为确定新器械监管分类的指南。这一信息可在联邦法典(CFR)第 21 章第 800~1299 页中找到,由政府出版社办公室网站维护。有关已上市医疗器械分类的信息也可以在 FDA 产品分类数据库中搜索获得。如果一个器械存在潜在的新用途或可能引起安全性、有效性的新问题而不符合现有的产品分类,那么其监管分类将由 FDA 讨论决定。名为 513(g)的正式申请程序指出,申请人在任一产品不存在或分类不清楚的情况下可要求 FDA 对其进行分类(FDA,2012a、b)。

一般来说,器械可以分为三类。每一类都有特定的市场路径,需要不同数量的数据。在特定产品准备上市之前有多种方法可以与 FDA 进行正式和非正式的沟通以询问有关该产品的问题,从而获取意见(图 10.2)。

(1)Ⅰ类:低风险器械,一般不受上市前审查。

(2)Ⅱ类:中等风险或风险可控器械,通常需要接受上市前通知[510(k)]流程进行审查。

(3)Ⅲ类:高风险或生命维持类器械,通常需要通过上市前批准(PMA)流程进行审查。大多数要求临床研究数据附和器械临床实验豁免(IDE)。

10.3.2.1 Ⅰ类器械

绝大多数Ⅰ类器械不受Ⅱ类和Ⅲ类器械上市前审查的要求。相反,这些器械只需要符合一般监管要求即可,包括标签、生产质量标准、报告要求以及 FDA 的注册和清单(FDA,2014a)。Ⅰ类器械的一个主要特点是不受上市前评估的影响,因为它对患者造成的风险非常低。但是,如果有Ⅰ类器械是为了一种新的适应证而销售,或者使用一种完全不同的技术来达到预期的效果,那么它可能需要根据该器械可能对用户或患者构成风险的相关因素提交上市前通知[510(k)]或上市前批准(PMA)。

10.3.2.2 Ⅱ类器械

Ⅱ类器械是指包括多种可能对患者和使用者构成中度风险且不发挥维持生命作用的器械。FDA 希望通过使用特殊设备监管来减轻这些器械造成的

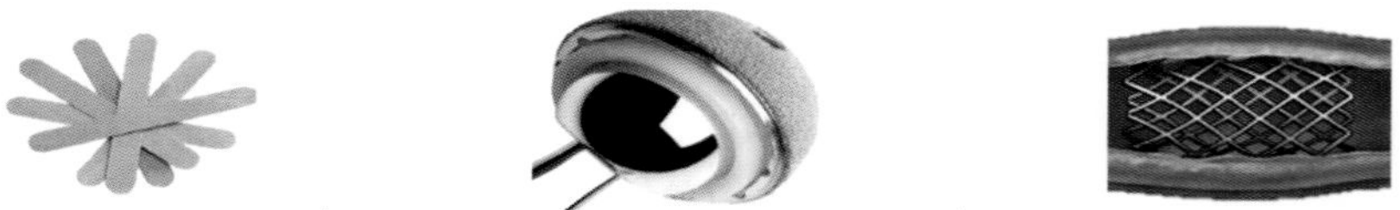

美国医疗器械分类	Ⅰ类(豁免)	Ⅱ类	Ⅲ类
风险	低	中	高
上市前提交资料	注册和编码	510(k)	PMA
证据等级	无	与预计实质等价	安全和有效
监管控制	• 一般监管	• 一般监管 • 特殊监管 • 设备特殊指导	• 一般监管 • 设备特殊指导 • 生产监管
上市后合规	• 质量管理体系 • 部分豁免	• 质量管理体系	• 质量管理体系

图 10.2 FDA 三种主要医疗器械的分类以及其与欧洲分类近似的修正。

风险。这些监管条例和数据使得 FDA 能有效评估器械并为上市前做好充分准备。它们包括但不仅限于临床前试验、动物研究、风险评估和建议标签。在少数情况下，如果其他数据不能解决新技术或不同技术特性带来的安全性和有效性问题，那就可能需要临床数据。大多数的 II 类器械须提交上市前通知［510（k）］，以供 FDA 审查，然后才可以在美国市场上销售（FDA，2014a、b）。510（k）意见书的申请人必须证明，他们所提交设备与合法市场上的预期实质等价，或与先前已获批准的具有类似技术特征、预期用途和使用适应证的医疗器械实质等价。

10.3.2.3　Ⅲ 类器械：上市前批准（PMA）

最高风险级别的器械需要上市前批准，使用所有可用的证据：临床前实验、动物研究（如果适用）和临床试验等，证明其安全性和有效性。第Ⅲ类器械的风险可能来源多样，例如它们使用的新技术或未经测试的技术和材料或指向了特殊和一般监管不足以确保安全性和有效性的适应证。

10.3.3　临床研究

所有临床研究必须在伦理审查委员会（IRB）的监督和批准下进行。重大风险器械研究必须通过 FDA 的器械临床实验豁免制度（IDE）。决定一项研究是否构成不显著风险的因素包括但不限于器械的类型、干预的类型、干预与标准临床实践的差异有多大以及预期的不良事件。FDA 是所有临床研究风险决定的最终仲裁者。申请人可以使用预提交会议来讨论研究方案、风险确定、研究终点或其他相关因素，这些因素将有助于收集正确的数据来支持通过 PMA 或其他监管的申请。另外，IRB 和 IDE 的批准必须在登记受试者之前获得。IDE 提交的报告应包括该器械以前所有的调查报告，如临床前实验、动物研究以及其他项目的调查计划等。请参阅 IDE 中的 CDRH 器械建议获取更多信息。关于确定一项器械是否构成重大风险以及如何申请 IDE，可在医疗器械咨询网站参看相关资料和指南。

随着技术发展速度加快，医疗器械的创新潜力也随之增加。CDRH 已经实施了早期可行性研究，作为"允许器械早期临床评估来提供原则和初步临床安全数据"的一种方式（FDA，2013a、b）。这也与所有临床研究一样，必须进行适当的利益风险分析和对受试者的保护。然而，与传统的 IDE 研究不同的是，早期的可行性研究是为器械早期开发设计的，通常是在设计完成之前。受试者登记人数通常较少（10 人或更少），收集的数据能有助于了解临床前试验无法获得的信息或指导器械修改的建议。

作者观点：很多时候，有人会问，"我们如何向 FDA 证明该器械的益处大于风险，并且让他们有理由相信该器械会有效呢？"虽然 FDA 能够最终批准开展一项重大风险的临床研究，但他们并不是该器械的目标受众，只是接收申请书。患者是受益者，也是受器械影响最大的人。一个更合理的问题可能是，"一个对该器械的功能、研究的风险和潜在的好处了如指掌的患者会选择参与吗？"FDA 使用利害分析（FDA，2012b、2016d）为其做出决定，包括提交的工程安全资料、制造控制、潜在有效性和患者对风险的耐受性等数据（Hunter 和 Califf，2015）。大多数医疗器械都是结合了医学、工程学、生物学和其他科学的产物，这些学科对于器械的制造、使用和功能都有贡献。FDA 的工作人员包括来自广泛学科和专业领域的评审人员和科学家。此外，每个部门都有其各自领域相关器械发展历史的无与伦比的知识，这使得他们具有独到的眼光。

10.3.4　预提交会议

有时申请人可能会对他们的器械、FDA 需要的数据或临床研究的终点有疑问。预提交会议（预申请）允许申请人就其提交的器械、研究或提交意见的各方面向 FDA 提出具体问题（FDA，2014b）。申请人可以在监管过程中的任何时间点（包括临床前试验阶段）或回应 FDA 关于器械提交的反馈，要求预提交。对于使用新技术或创新的医疗器械来说，早期的预提交尤其重要，因为它能让 FDA 在产品上市前［如 510（k），PMA］或 IDE 提交前看一眼。当 FDA 能够花时间了解一种非常新颖的医疗器械的特性和技术时，审查员和科学家就能够更好地对其进行评估，并提出适当的问题来评估其安全性和有效性。这还可以减少最终决定所需的问题或评审轮数，从而使申请人受益。

10.3.5　其他监管途径

上市前通知［510（k）］、上市前批准（PMA）和器械临床实验豁免（IDE）是医疗器械提交给 CDRH 的最常见几种申请。然而，也有其他途径可以用于某些器械。

10.3.5.1　人道主义用途的医疗器械（HUD）/ 人道主义器械豁免（HDE）

某些疾病影响的人群较小，或某些特殊的治疗只适用于普遍疾病中的少部分人。对于这些病例，FDA 有 HUD/HDE 流程。某人有治疗这些小群体病例的方法可以要求为这些患者使用人道主义用途器械并指定这些器械的适应证。如果预期的患者人数小于 4 000 人 / 年（发病率），并且符合其他标准，则可以授予 HUD。其他的要求和限制可见于 CDRH 器械建议网站和 FDA 关于指定人道主义用途器械（HUD）指南（FDA，2013a、b）。一旦 HUD 获得批准，申请人可以提交一份人道主义器械豁免（HDE）允许该器械在美国销售。在提交 HDE 申请中，申请人必须证明该医疗器械是安全的，同时该器械可能带来的收益会超过其所承担的风险，这通常也需要进行临床研究。

10.3.5.2　产品风险等级的重新分类（De Novo）

技术正在快速发展，并不是所有低等或中等风险的医疗器械都包括在 510（k）申请表中。为了解决这一问题，国会和 FDA 在 1997 年的 FDA 现代化法案 FDAMA（FDA，1997a、b）和 2012 年的 FDA 安全和创新法案（FDASIA）（FDA，2016b）的中制定了一份新的监管文件。这份文件

被称为 de novo，拉丁文表示"从头开始"或"新开始"。任何企业如果其器械不在Ⅲ类器械分类中，要么"会收到一份并非实质等同（NSE）的裁定作为 510（k）申请书的答复"或者"企业确定没有可以作为确定实质等价基础的合法上市的器械，就可以提出 de novo 请求"。此请求重新评估了医疗器械Ⅲ类分类的设计（FDA，2017）。为了改变分类，申请 de novo 的医疗器械的数据和测试应表明其对患者构成的风险应类似于Ⅱ类或Ⅰ类器械。同样，应充分了解其收益和风险，以便通过使用一般和特殊监管措施。一旦被授予新的分类，申请 de novo 的器械就可以在随后提交 510（k）申请。

10.3.5.3　组合产品

组合产品通常是指使用两个或两个以上监管领域，如生物 / 器械或药物 / 器械，组成成为一个功能单一的产品。联邦法规对组合产品的定义更为全面［21 CFR 3.2（e）］。一些研究和发展领域，如组织工程上常常出现由细胞与支架或其他物理结构合成的组合产品。FDA 的组合产品办公室根据产品的原始模式效应，最终决定产品是否是组合产品，以及由哪个监管中心对该产品起主导评审作用。另外，其他医疗中心也可能会使用与这里描述的不同的监管途径。

10.4　3D 打印医疗器械的监管前景

10.4.1　医疗植入物及配件

医疗器械制造商是 3D 打印的早期采用者，从 2010 年起，人们对 3D 打印医疗器械的兴趣呈指数级增长。截至 2016 年，FDA 已经有超过 10 年的 3D 打印产品监管经验，其中包括数十种经过认证的医疗器械（图 10.3）。所有这些许可、批准和授权都是在现有的监管框架下进行的。

增材制造技术本质上是一个制造过程。这项技术能够制作非常复杂的形状从而提高设计师的创新

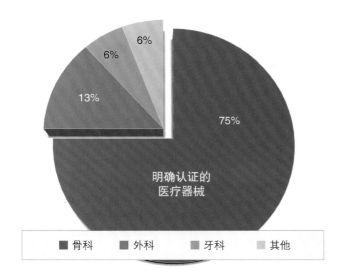

图 10.3　经过 510（k）明确认证的 3D 打印医疗器械的分布情况。

潜力，而这还只是创造器械整个过程的一部分。与任何制造过程一样，在评估安全性和有效性时必须考虑一些特定的因素，但这并不一定会改变器械的分类或现有法规的分类。事实上，许多 3D 打印的医疗器械已经提供了足够的证据来获得 510（k）许可，基本上相当于传统制造的器械。CDRH 是专门从事某些产品领域的部门，可以接触到专业的科学家和临床医生。这种对医疗器材进行专业化评估的审查员现在或者过去都有着临床专业背景。同时，3D 打印（增材制造）等领域的专业顾问也可以在必要的时候给予技术方面的专业知识。

10.4.2　手术可视化模型

用于临床成像和解剖可视化的软件应用程序属于 II 类医疗设备，需通过上市前审批。这些应用程序的解剖和数据可以打印出来，以辅助可视化，就像 2D 的超声心动图打印文件或 3D 打印先天性缺陷心脏一样。用于运行 3D 打印本身的打印机和软件通常不被视为医疗设备。但如果某医学模型的 3D 打印是为了与某些特定的医疗设备一起使用或作为完成规定操作的必要辅助，则可能需要提交监管申请（Di Prima 等，2016）。目前，几家大医院已经建立了 3D 打印中心，方便打印手术模型和可视化工具。此外，多种材料和颜色打印被用

作训练工具，以实践不同的手术程序和疾病状态（Morris，2016；LaFrance，2013；PCHC，2017）。

10.4.3　假肢与生活质量配件

假肢是 21 CFR 890 监管下的器械。虽然其中许多是 I 类器械或豁免上市前提交的器械，但仍然需要一般的质量控制和管理。各种各样的假体和矫形器都按照规定进行分类，每一种都有自己的具体描述和分类依据。其中特殊挂钩、按钮按压装置或平板电脑支架等假肢附件通常不被视为医疗器械。当然，一般的分类法囊括每种器械和预期用途的具体细节和差异。FDA 对医疗器械的分类和监管有最终决定权，并提供资源帮助申请人确定它们在监管框架中的具体类别。制造假肢和这类器械的人可以在器械咨询网站或指导数据库中搜索信息。也可以联系产业与消费教育司以确定是否需要在预提交会议中来回答他们的问题。

10.5　打印材料

从金属到聚合物，再到生物分子和细胞，许多类型的材料都可以进行 3D 打印。预期用途、打印技术和打印后处理等都是决定使用何种材料和进行何种测试的因素。

10.5.1　材料表征

增材制造是用熔化、烧结或黏接材料的方法制造部件的技术。这项技术会极大地从物理层面改变由相同材料制成固体零件的制作过程。像往常一样，现有很多医疗产品都可以使用增材制造技术生产，因此我们也无法对所有产品使用的特征、分类进行描述。最重要的是，设计师和制造商应该尽可能多地了解关于他们正在使用的 3D 打印技术。确定原料的哪些特性对取得一致的结果是必不可少的，这是一个基准。例如，在粉床熔融系统中，粉末的大小和形状对于实现粉床上均匀分布和能量作用下熔融的一致性至关重要。同样，粉末在使用过

程中可能会随时间发生变化，所以重复使用的次数以及新粉、旧粉的混合比例对最终产品的性能也会有很大的影响。同样重要的还有环境影响，如湿度、光和热的暴露、材料的寿命等。这些类型的问题并不是粉床熔融系统所特有的。所有类型的打印材料都有其独特的一套特征，这些特征会随着打印方法、时间或应用的不同而变化，所以必须对其进行表征。实现一致性是制造质量体系的主要目标之一。我们有很多不同的技术来全面评估一个制造过程，包括过程失败模式与后果分析（PFMEA）。一个 PFMEA 可以帮助我们系统地识别系统中可能出现的故障点或可变性，然后根据每种故障模式的风险确定适当的止损措施。有关更多细节，请参见工程工具部分。

一些早已经被用于医疗产品的材料，比如钛合金（Ti6Al4V），看上去可能对于减材制造和增材制造是一样的。但事实上，粉末床熔融这个特殊的情况下，热量可以优先将铝挥发（Mukherjee 等，2016），并改变最终合金的成分。材料的表征，也包括它的化学性质，这对于聚合物和生物衍生分子是特别重要的，其中许多参数可以受到打印过程的影响。一些材料成分，如残余单体、添加剂或污染物，如果在加工过程中处理不当或从最终部件中去除，可能会对组织产生不利影响。确定原料的表征特性和工艺步骤有助于阐明可能发生的不良变异或污染物的出现，并可促使我们实施有效的止损措施。

10.5.2 生物相容性

一些 3D 打印材料几乎与其他类型的制造材料相同，而另一些则专门用于 3D 打印技术。然而，就像其他形式的生产一样，这并不意味着所有可打印的材料都适用于制作医疗产品。这要求所使用材料的物理、化学和生物特性应该与其预期的用途相符。有一种普遍的误解是认为 FDA 会清除那些用于特殊医疗用途的材料。而通常情况并非如此，CDRH 通过器械本身及其预期用途来评估器械中使用的材料。

例如，全关节置换假体通常由常用的钛合金（Ti6Al4V）制成，那么这种钛合金在这里使用就被认为是具有生物相容性的。但是，Ti6Al4V 还没有被批准用于脑动脉瘤夹，因为这种合金中的铝对脑细胞有毒性，所以在这种情况下，钛合金的使用就不具有生物相容性。一种材料在特定器械领域的临床使用历史越长，就有越多的数据和经验可以证明这种材料的安全性和有效性。有时候，一些新材料是为如关节植入物等特定的用途开发时，会结合现有的诸如钛合金材料的数据，或者将新特性和新技术集成到以前的设计中。然后，这些新的资料就可以并入今后对材料的评价中。

一旦为特定用途选择了一组可能的材料，就可以使用国际标准 ISO 10993 "医疗器械的生物评估"进行评估测试。2016 年 6 月，FDA 最终确定了该标准的使用指南（FDA，2016c）。它由 20 个部分组成，每个部分都侧重于生物相容性测试的不同方面，适用于广泛的材料和应用。FDA 在其网站上发布了关于标准和其他指导性文件的一般应用，可能有医疗器械特定的要求或建议。在其他因素中，与身体接触的时间长短和该器械带来的风险将影响显示生物相容性所需的检测类型和严格程度。

一些关于原材料的信息可能包含"医疗等级"或与医疗用途相关的术语。但这并不意味着该材料已获得 FDA 批准或通过。不过，这可能意味着制造商已经对材料进行了 ISO-10993 标准测试或更早的 USP 第 6 类测试。材料供应商应能够通过其网站及相应要求提供其产品和实验室的所有测试结果。由公认的独立实验室进行第三方测试是确保结果在不同产品之间具有一致性和可比性的最佳方法之一。有时，对某种材料的患者暴露评估加上现有的测试评估，就足以表明该材料对特定应用具有生物相容性。在以前被清除或批准的医疗器械中使用的材料通常都有 FDA 的主文件（FDA，2002）。该文件给了 FDA 能够机密访问材料供应商可能不希望公开或与客户共享的专有信息的权利。这是一种保护知识产权的机制，同时确保 FDA 有足够的信息来评估产品。许多材料规格和测试数据可以存储在主文件中。但是如前所述，因为这些标准有许多要素，所以材料供应商可能没有完成详尽的测试。3D 打印过程或其他生产步骤也可以通过添加物、物理暴露或化学处理改变材料属性，从而改变生物相容性，并需要额外的测试。

原材料的材料特性包括生物相容性是很重要的，但一个医疗产品的功能和评价是基于最终成形的产品。这意味着在评估一种材料的适用性时，必须考虑到产品工作流程的每一个步骤，而最终产品本身往往会成为许多性能和安全测试的主题。

10.6　设计过程

医疗器械涵盖了如此广泛的技术，以至于几乎不可能在一个地方描述所有的工作流程、设计过程和制造控制。设计和制造过程中的每一步都相互依赖，有时很难确定哪些变量或步骤对质量最为关键。过程失败模式与后果分析以及以用户为中心的设计等框架有助于以有效的方式进行系统的评估。FDA 发布了一份指南，专门针对如何构建设计流程以切实实现质量保证（FDA，1997a、b）。

现代软件包可以很容易地生成复杂的部件结构，如晶格结构、多孔涂层和特定于患者的设计，但这些结构和特性是否符合性能和安全规范则取决于设计者，有时还需要与临床团队的合作。通过在整个研究和开发过程中考虑最佳实践、文件和临床

使用，设计人员可以更早地识别障碍，进行迭代改进，甚至辅助监管过程。

10.6.1　工程工具

有几种工程方法可以帮助设计人员开发出能够预测潜在风险因素的产品，构建止损方法，并确保对器械质量至关重要的特性得到充分控制。这些过程可用于器械的设计，评估打印过程中的环节，甚至评估用户 / 患者与器械或部件之间的相互作用。下面将描述这些工具的一些具体示例。

10.6.1.1　失败模式与后果分析（FMEA）

质量工具箱（Tague，2005）将 FMEA 定义为确定设计、制造、装配过程或产品中的所有可能故障的逐步检测方法。重要的是，这种方法需要一个跨学科的团队，能够理解产品从设计到最终使用的所有方面，包括最终用户。每条线路上都配有一个失败模式的大表。检测完成后，失败所带来的风险、发生失败的可能性以及可能的止损方法都会在表格中列出（表 10.1）。

10.6.1.2　以用户和患者为中心的设计

直观或用户友好的设计越来越多地应用于现代技术和应用，但医疗器械设计师往往不是临床医生或者患者。准确了解临床医生如何在现实世界中使用该器械，以及它将如何影响患者，是确保该器械既安全又有效的重要环节。FDA 关于"将人为因素和可用性工程应用于医疗器械"的指南概述了如何将这些原则应用于受监管的产品（FDA，

表 10.1　以一个按钮为例说明 FMEA

可能的失败模式	失败可能导致的后果	导致失败的可能原因	严重程度	出现可能性	生产过程中发现故障的可能性	风险优先级	现有的预防策略	现有的检测方法	推荐方案	调整后的风险
按"关闭"后电源依然供电	电池泄露	按键太难按动	中等	非常低	高	低	使用 HE75 的触觉反馈级别	设计时控制按键压力	无	尽可能低
		非恰当的绝缘处理导致的短路	中等	中等	中等	中等	橡胶按键	产品试样	添加垫圈以减少湿气浸入	低

注：风险优先级是危害严重程度、发生概率和检测概率的组合。FMEA 的目标是减少产品故障和相关风险到一个可以接受的程度。

2016d）。此外，美国卫生和公众服务部运行的网站 usabability.gov 为如何执行用户偏好设置和性能的发挥提供了工具、调研成果和最佳操作指导。在这个场景中，用户的类型有许多种，例如图像处理人员、部件设计人员、打印机操作员、临床医生和患者等。通过这些可以进行一些小的调整，使流程更流畅，指令更清晰，设备功能更舒适，甚至可以在适当的时候调整视觉功能以引起用户对特定功能的注意。

10.6.2　患者匹配的工作流程

要使器械与患者相匹配，就需要应用一系列步骤或对设计做出更改，使产品具有非常相似的性能和安全性，但又符合特定患者的解剖或生理特征。患者影像数据的质量对这些器械尤其重要，因为标准的临床 CT 或 MRI 扫描不一定能提供足够的分辨率或对比度来定义必要的解剖特征以匹配患者的情况。在这种情况下，无论是使用不同的成像方法还是定义更严格的成像协议，充分去理解操作过程和设计需求都可以帮助制订更加正确的策略。一旦图像容积数据处理完毕，解剖结构就可以被分离或分割出来，也就可以融入患者个体化的设计器械进行匹配。这也可能涉及与当地或偏远地区临床团队的互动。根据健康保险流通和责任法案（HIPAA）规定：随着设计的迭代，跟踪设计版本和维护患者隐私非常重要（DHHS，2005）。记录或使用特定的标识可有助于防止为患者打印旧版本的器械文件或送错患者的器械。

10.7　制造过程

10.7.1　软件 / 硬件的交互

每个软件和嵌入式固件都有自己的特点和特性。在验证了特别复杂的过程之后，许多行业的组织已经"冻结"了软件和硬件的更新。这确保了输出中不会出现任何由于版本更新而导致的意外变动或错误。即使修改一些简单的东西，比如用来生成文件的平滑算法，也会由于设备的类型和它本身的特性而导致输出的改变。维护一组测试场景或其他代表设计范围边缘的部分，可以促进软件流程的后效评估。

大多数类型的打印机是以一种列表的方式（就像老式电视屏幕扫描一样）或线性方式构建每一层，并在打印层中移动一个能量点或材料堆积点而实现打印。特定的构建路径需要花费时间来完成每一层的打印，并可能影响路径上每一个零件的制作，例如，当前打印层与相邻层之间的冷却时间可以影响层间的附着力。同样的，如果一个轮廓总是在同一位置开始和停止，那么在零件中可能会有一个影响最终零件力学性能的接缝。对于涉及细胞的打印，由于时间有限，这一点可能更为重要。构建路径的控制模块有时会嵌入到打印机中，有时由第三方软件进行处理。在这两种情况下，了解构建每层时发生了什么可以帮助排除问题并促进得到一致的结果。

10.7.2　构建部件

增材制造的许多独特之处是在准备要制造的部件时出现的。在将打印机用于生产之前，一定要了解它的限制，因为根据材料、硬件、本地环境或其他因素，每个打印机可能需要稍微不同的设置才能制造满意的部件。对于所有类型打印机和模型，有几个重要因素可以帮助达成一致的结果。下面部分描述的一些因素在计划或评估构建过程时可能并不总是最重要的，但每个打印机和流程都有一组独特的步骤或参数，这些步骤或参数对预期使用条件下的质量表现（CTQ）至关重要。

10.7.2.1　部件方向和在构建平台中的位置

增材制造与其他类型制造最明显的区别之一是，层间（z 轴方向）的机械强度和结构完整性通常低于层内。因此，打印的方向成为决定它是否符合规格的一个重要因素。此外，打印空间中部件之间的距离也会对性能产生负面影响，因为它导致传递给一个部件的能量被另一个部件吸收，而在金属增材制造过程中，定位和热量分布的管理对设备的精度非常重要。

10.7.2.2　支撑材料

许多印刷过程需要添加支撑材料，以便在不坍塌的情况下打印悬空层。这些支撑材料在打印后必须被移除才能获得最终部件。过少的支撑会导致打印部件不稳定或熔接不良，而过多的支撑会使得移除和表面处理更加困难。无论是使用自动算法还是手动算法来设计这些支撑结构，它们都会影响最终部件的表面光洁度和性能。仔细考虑移除方法（物理或化学）可以防止移除过程中在部件上的残留。

10.7.2.3　机器参数

打印机本身也有软件或固件，可以影响部件的构建方式。设定温度、停留时间和打印速度等参数都可以由机器本身控制和监控。这些参数所允许的可调整性也可能会影响构建过程的一致性。此外，上文中提到的构建路径也可以在机器中进行设置。例如，对每层起始点的坐标进行更改，或者在打印内部填充之前先打印外部轮廓。保持构建质量一致性所需的机器参数也会受到外部参数的影响，所以这些参数必须单独进行监视和控制。例如，打印机的环境（如湿度、温度）可能对材料有很大的影响。同样，上一节所讨论的原料特性也会发生变化，同样会影响机器的性能。

10.7.2.4　后处理

几乎所有增材制造的部件都需要进行某种类型的后处理。这可能是支撑物的去除、热处理、清洁、灭菌或各种其他加工任务，最后使部件成型。每一个步骤都会对部件表面的残余应力、表面效果以及残留物产生影响。在所有后处理步骤完成时，都应确保在处理过程中充分考虑到了对部件的几、机械和生物特性产生的影响。对于特定环境中的特定测试，在所有后处理完成之后再执行可能没有什么好处。这可以根据具体情况进行评估，以使过程更有效率。

10.8　参数验证和工艺验证

支撑任何质量体系的两个关键原则是参数验证和工艺验证。参数验证是对特征或属性的测量，以评估其是否位于指定的标准范围或公差内。如果对每个部分都进行了检测，则称为完全验证。有些性能如机械强度或疲劳寿命，如果不损坏或破坏部件，就不能进行参数验证。在这种情况下，必须对生产工艺进行验证。工艺验证是生产设备最后的生产过程。环境条件、原材料特性、操作参数输入等在生产过程中都会被密切监测，然后会利用这些监测数据对每个产品进行测试（验证），以评估所有必要的性能参数。一旦验证通过，这意味着如果输入标准在一定范围内，那么其输出产品应该符合标称规格，也就不需要进行完全验证了。生产工艺验证是通过统计抽样或其他测试方法进行重新评估的一种方法。

在增材制造中，生产工艺验证变得尤其重要，因为有许多变量可以影响最终的结果，而其中一些变量目前无法去实际测量。此外，患者定制的器材可能会略有不同，因此进行参数验证可能会更加困难或者不可能完成。在这些情况下必须考虑开展工艺验证，即使设计阶段已经定义了"设计范围"并确定了工作流程以确保患者定制器材满足其性能目标。

10.8.1　质量体系

FDA 制定了一套全面的质量体系法规和指导文件，以帮助大小企业发展和保持良好的医疗器械生产操作。这可以确保持续生产符合规格的医疗器械。这些技术最常用于制造业，但也可以被研究人员或临床医生使用，因为他们正在开发新技术和产品，以后有可能会进入商业化。质量体系规则是灵活的，因此它们适用于几乎任何设备和尽可能多的制造场景（Tartal，2014）。

10.8.2　监控

由于 3D 打印的每个部件需通过生产工艺验证而不是完整的参数验证过程，因此监视系统就成为确保每个部件质量的重要部分。通常，样品取自一组或一组已制造的部件，然后对样品部件进行全面的破坏性和非破坏性测试。CDHR 增材制造（AM）

工作组很难确定一个产品组中由多少个部件，而对于患者定制的部件，可能就只有一个。久而久之，还可以使用其他方法来控制构建品质，包括原材料的检查，环境监测，生产过程中的监测（例如能量点的温度，机器状态等），以及使用测试样品。

10.8.3 测试样品

测试样品是可以代表最终部件的一个或多个特征的部件，并且处在最坏情况下生产的最终产品的状态。在验证过程中，可以通过确定构建体中最坏情况的位置和方向，然后在这些位置按照构建测试样品的方法制作，并根据各种性能标准进行评估。如果测试样品是最终成品的代表，并且它们在最坏的构建位置情况下也能符合性能规范，那么就增强了在相同构建过程中生成的部件能够符合规范的信心。但由于所生产部件具有复杂性，很难确定什么样的测试样品具有"代表性"，所以，根据所执行的测试目的，可能还需要制作多个最坏情况或"代表性"测试样品。

10.9 小结

3D 打印是一个过程，就像任何其他的制造过程一样。现有的大量技术和有用的技术自由度可能带来许多影响。设计师和制造商将通过遵循最佳操作、质量体系和其他良好的制造框架，继续用他们的流程构建他们满意的标准。无论最终目的是营销产品、进行研究或开发新技术，FDA 发布的，包含在标准中并通过工程工具实现的最佳操作对任何人或无论多么小的团队都是有用的。最后，每个产品的风险剖析和生产工艺决定了必须采取何种措施来确保最终产品一次又一次地符合规范。在开发过程的早期，甚至在实验室研究阶段，就考虑质量控制和质量工艺体系，既可以帮助将产品理念转化为商业产品，也可以通过改进对工艺的理解以促进创新。

FDA 和 CDRH 都有创新团队和网站，可以为新兴技术和新型创新者提供早期帮助。FDA 继续通过内部研究和参与 ASTM F42 增材制造标准委员会和美国制造等公私合营企业，为 3D 打印和其他新兴技术建立知识库。FDA 人员还参加学术、临床、行业和用户会议（如骨科研究协会年会、北美放射医学年会、特殊兴趣小组会议，制造工程师协会的 RAPID 和增材制造行业协会等），以便联系和学习整个行业的最佳操作。增加获取信息和沟通机会一直是行业会议的主要内容之一，在某些方面，这也是 3D 打印的优势之一。从 FDA 的网站和出版物中增加见解，并在早期就设计或开发过程与 FDA 取得联系，其可以帮助简化提交过程、辅助开展实验和试验设计。FDA 在努力促进 3D 打印创新的同时，还努力维持高质量的安全有效的医疗器械生产，这是患者和临床医生共同的期望。

其他的线上资源

- 3D Printing of Medical Devices: http://www.fda.gov/3dprinting
- CDRH Device Advice: http://www.fda.gov/MedicalDevices/DeviceRegulationandGuidance
- CDRH Device Advice- Investigational Device Exemption (IDE): http://www.fda.gov/MedicalDevices/DeviceReguatonndGudace/HowoMarktYouDeice/InvestigationalDeviceExemptionIDE
- CDRH Innovation Team: http://www.fda.gov/AboutFDA/CentersOffices/OfficeofMedicalProductsandTobacco/CDRH/CDRHInnovation/
- CDRH Learn: http://www.fda.gov/training/cdrhlearn
- CDRH Offices and Organization: https://www.fda.gov/AboutFDA/CentersOffices/OfficeofMedicalProductsandTobacco/CDRH/CDRHOffices
- Electronic Code of Federal Regualtions: http://www.ecfr.gov/
- FDA Innovation Team: https://www.fda.gov/AboutFDA/Innovation

- Guidance Documents Database: http://www.fda. gov/RegulatoryInformation/Guidances
- Product Classification Database (Medical Devices): http://www.accessdata.fda.gov/scripts/ cdrh/cfdocs/cfpcd/classification.cfm

致谢

我们非常感谢来自 CDRH 增材制造行业协会的 Matthew Di Prima、Jennifer Kelly、David Hwang 和 Laura Ricles，感谢他们对本章的完善提供的重要信息以及他们在 3D 打印的监管、探索和公众教育中所做出的长期努力。

参·考·文·献

[1] Association for the Advancement of Medical Instrumnetation (AAMI), FDA focus on postmarket benefit-risk for medical devices. 2016. Available from: http://www.aami.org/productspublications/articledetail.aspx?ItemNumber=3707. Cited 4 Aug 2016.

[2] Di Prima M, et al. Additively manufactured medical products – the FDA perspective. 3D Print Med. 2016; 2(1).

[3] FDA/CDRH. Food and Drug Administration Modernization Act (FDAMA) of 1997a. Available from: http://www.fda.gov/RegulatoryInformation/Legislation/SignificantAmendmentstotheFDCAct/FDAMA/.

[4] FDA/CDRH. Design control guidance for medical device manufacturers. 1997b. Available from: http://www.fda.gov/downloads/MedicalDevices/.../ucm070642.pdf. 11 Mar 1997.

[5] FDA/CDRH. Medical device premarket approval: master files. 2002. Available from: http://www.fda.gov/MedicalDevices/DeviceRegulationandGuidance/HowtoMarketYourDevice/PremarketSubmissions/PremarketApprovalPMA/ucm142714.htm.

[6] FDA/CDRH. FDA and industry procedures for section 513(g) requests for information under the federal food, drug, and cosmetic act. 2012a. Available from: http://www.fda.gov/downloads/MedicalDevices/DeviceRegulationandGuidance/GuidanceDocuments/UCM209851.pdf. 6 Apr 2012.

[7] FDA/CDRH. Factors to consider when making benefit-risk determinations in medical device premarket approvals and de novo classifications. 2012b. Available from: http://www.fda.gov/MedicalDevices/DeviceRegulationandGuidance/GuidanceDocuments/ucm267829.htm. 28 Mar 2012.

[8] FDA/CDRH. Investigational device exemptions (IDEs) for Early feasibility medical device clinical studies, including certain first in human (FIH) studies. 2013a. Available from: http://www.fda.gov/downloads/medicaldevices/deviceregulationandguidance/guidancedocuments/ucm279103.pdf. 1 Oct 2013.

[9] FDA/CDRH. Humanitarian Use Device (HUD) Designations. 2013b. Available from: https://www.fda.gov/downloads/ForIndustry/DevelopingProductsforRareDiseasesConditions/DesignatingHumanitarianUseDevicesHUDS/LegislationRelatingtoHUDsHDEs/UCM336515.pdf.24 Jan 2013.

[10] FDA/CDRH. Evaluating substantial equivalence in premarket notifications [510(k)]. 2014a. Available from: http://www.fda.gov/downloads/MedicalDevices/.../UCM284443.pdf. 28 Jul 2014.

[11] FDA/CDRH. Requests for feedback on medical device submissions: the pre-submission program and meetings with Food and Drug Administration staff. Available from: http://www.fda.gov/downloads/medicaldevices/deviceregulationandguidance/guidancedocuments/ucm311176.pdf. 18 Feb 2014b.

[12] FDA/CDRH. Technical considerations for additive manufactured devices. 2016a. Available from: https://www.fda.gov/ucm/groups/fdagov-public/@fdagov-meddevgen/documents/document/ucm499809.pdf 10 May 2016.

[13] FDA/CDRH. Food and Drug Administration Safety and Innovation Act (FDASIA). 2016b. Available from: http://www.fda.gov/RegulatoryInformation/Legislation/SignificantAmendmentstotheFDCAct/FDASIA/ucm20027187.htm.

[14] FDA/CDRH. Use of International Standard ISO 10993−1, Biological evaluation of medical devices – Part 1: Evaluation and testing within a risk management process. 2016c. Available from: http://www.fda.gov/downloads/medicaldevices/deviceregulationandguidance/guidancedocuments/ucm348890.pdf. 16 June 2016.

[15] FDA/CDRH. Applying human factors and usability engineering to medical devices 2016d. https://www.fda.gov/downloads/MedicalDevices/.../UCM259760.pdf 3 Feb 2016.

[16] FDA/CDRH. Evaluation of automatic class III designation (de novo) summaries. 2017. Available from: http://www.fda.gov/AboutFDA/CentersOffices/OfficeofMedicalProductsandTobacco/CDRH/CDRHTransparency/ucm232269.htm.

[17] Hunter NL, Califf RM. FDA's patient preference initiative: the need for evolving tools and policies, in FDA voice. 2015. September 25, 2015. Available from: https://blogs.fda.gov/fdavoice/index.php/tag/patient-preference-initiative.

[18] LaFrance A. To help solve challenging cardiac problems, doctors at Children's press 'print'. The Washington Post. 2013.

[19] Morris J. Q&A: How Mayo is integrating 3D printing into the operating room. In: Schaust S, editor. Twin cities business. 2016. http://tcbmag.com/News/Recent-News/2016/April/Q-A-How-Mayo-Is-Integrating-3D-Printing-Into-The-O.

[20] Mukherjee T, et al. Printability of alloys for additive

manufacturing. Sci Rep. 2016; 6: 19717.

[21] Phoenix Children's Heart Center. Cardiac 3D print lab. Available from: http://heart.phoenixchildrens.org/cardiac-3d-print-lab. 2017.

[22] Tague NR. The quality toolbox, vol. 2. Milwaukee: ASQ Quality Press; 2005. p. 584.

[23] Tartal J. Quality system regulation overview. FDA Small Business Regulatory Education for Industry (REdI). 2014. Available from: http://www.fda.gov/downloads/Drugs/DevelopmentApprovalProcess/SmallBusinessAssistance/UCM408002.pdf. 17 June 2014.

[24] US Department of Health and Human Services. The HIPAA privacy rule. 2005. Available from: http://www.hhs.gov/hipaa/for-professionals/privacy/.

第 11 章

3D 打印医学模型的质量与安全

Dimitrios Mitsouras, Elizabeth George, and Frank J. Rybicki

为使 3D 打印技术更全面地发挥其临床应用的潜力，就必须实现两个相关的进步：一是打印模型的费用被纳入报销范围；二是必须制定一套完整的 3D 打印质量与安全标准。本章将重点介绍质量与安全标准领域迄今为止取得的进展，并指出今后需要进一步改进的不足之处。伴随着医学影像存储和通信系统（PACS）等相关技术的进步，3D 打印技术在某种意义上已经可以被认为是一种显示数据、补充数据的新方法。不管这个领域目前被如何看待，我们相信，遵循必要的步骤对这一领域发展有着非常重要的作用，并有望推动这项新技术在患者救治过程中得到更广泛的应用。

最近，北美放射学会（RSNA）成立了 3D 打印特别兴趣小组，以强调 3D 打印在医学中的重要性。由渥太华大学的 Adnan Sheikh 博士领导的该小组委员会正在积极努力地制定对 3D 打印在医学领域中应用具有重要意义的实践指南。这一指南的内容既包括如何将 DICOM 影像转换为标准 STL 文件，也包括如何基于 DICOM 影像中的解剖结构设计非解剖 STL 模型（如手术导板），以及随后如何依据这些数据完成 3D 模型的打印等。

在特定场景下的临床应用中，制定类似于美国放射学院（ACR）的指南［Appropriateness Criteria® (AC)］，是使 3D 打印技术被大众接受并最终获得相关费用补偿的一个重要途径。北美放射学会的 3D 打印特别兴趣小组正在基于完善的临床背景制定 3D 打印的适用标准。目前 AC 所接受的常规的 3D 打印适用标准可以分为三类：通常适用、可能适用和极少适用。一般来说，这些适用标准已经被融入了决策支持的引擎。适用性在 3D 打印的运用中具有至关重要的作用，因为据此每个临床适应证的评估都可以在多学科小组之间通用，也使得相关文献交流变得更加通畅。

除实践指南和适用性标准外，ACR 小组还提出了与医疗相关 3D 打印的质量控制（QC）问题。

D. Mitsouras, Ph.D. (✉)
Applied Imaging Science Lab, Department of Radiology, Brigham and Women's Hospital, 75 Francis St, Boston, MA 02115, USA
Faculty of Medicine, Department of Biochemistry Microbiology and Immunology, The University of Ottawa, Ottawa, ON, Canada
e-mail: dmitsouras@alum.mit.edu

E. George, M.D.
Department of Radiology, Brigham and Women's Hospital, Boston, MA, USA
e-mail: egeorge6@partners.org

F.J. Rybicki, M.D., Ph.D.
Department of Radiology, The University of Ottawav Faculty of Medicine and The Ottawa Hospital Research Institute, Ottawa, ON, Canada
e-mail: frybicki@toh.ca

由于 3D 打印主要目的在于辅助解剖结构的可视化，因而其质量控制也应当以确保准确性和可再现性为主。目前，3D 打印机生产的可视化解剖模型仍旧被看作与普通打印机打印的照片一样，仅是 DICOM 图像的复制及三维可视化，因而并不受食品药品管理局的监管（Di Prima 等，2016）。而这一观点将在未来将发生改变（Christensen 和 Rybicki，2017）。值得注意的是，只要 3D 打印技术应用于制造医疗设备的过程，就必然属于并一直在 FDA 的监管权限范围内（FDA，2016）。

抛开 FDA 在未来的监管，3D 打印机生产的模型的质量和安全控制，本就对模型是否能够最有效地发挥预期用途极为重要。美国放射学院将质量控制定义为"能够确保生产令人满意产品（即高质量的诊断影像）的独特技术程序"（ACR，2012、2015）。这些程序主要是通过使用分辨率和对比度体模来测试成像系统的保真度来实现。与这些质量控制指南类似，为确保生产出令人满意的产品，换句话说，生产出高质量的医学模型，3D 打印机的质量控制也将涉及常规打印技术测试体模的使用。如下文所讲，这个领域目前正在开展的大部分工作就是在进行设计和验证这种专门用于临床 3D 打印的测试体模。当预期医疗模型有了一个数字化的参考标准时，我们也就可以使用数学方法来对 3D 打印模型的总体精度进行评估。更为重要的是，这种精确的数学测量方法可以为参与 3D 打印模型创建的放射专家和技术人员开发出质量控制程序（George 等，2017）。这是在我们项目组和其他组织中一个活跃的研究领域，本章也将介绍这一发展领域的相关进展。与手术或病理的相关性是最后一个与医学 3D 打印质量控制程序相关的问题，这一点同样也被涵盖于 ACR 的质量控制中（Weinstock 等，2015）。对于用于手术计划或术中导航的 3D 打印解剖模型来说，这一点易于理解，因为在打印模型上进行的测量可以直接与在手术暴露的组织上（George 等，2017；Gelaude 等，2008）或者在尸体标本上进行的测量进行比较，当然，为确保测量

的可比性，用于生成 3D 打印模型的 DICOM 影像资料必须来源于目标组织的同一位置（George 等，2017；Gelaude 等，2008），由此才能保证在影像数据上的分割和处理过程与在体解剖部位相同。下面我们将对这些质量控制程序相关的技术和进展进行介绍。

11.1　基于体模的质量控制

对 3D 打印而言，质量控制依赖于打印机各个维度的精度。如第 2 章所述，3D 打印机的分辨率通常比大多数临床成像方式要高得多（三轴均 <0.3 mm）。分辨率是 3D 打印机能复制的最小尺度，是影响精度的唯一因素。精度是指打印物件的尺寸与预期尺寸之间的一致程度，这些尺寸数据储存于 STL 或 AMF 文件中（Braian 等，2016）。

大量基于几何模型和解剖模型的研究报告表明，大多数 3D 打印模型各个维度的误差小于 1 mm，而当前专业级的打印机制造的模型误差通常小于 0.5 mm（表 11.1）（George 等，2017）。因而，对于大多数医疗应用而言，这种程度的差别几乎可以忽略不计。此外，3D 打印机具有很高的可重复性，正如我们预想的一样，经过良好校准的、无故障的设备会持续以相同的状态运行。例如，一项使用 SLA 打印机的研究发现，打印的 7 个相同的颅骨模型在所有三个维度上的误差都低于 0.07 mm（George 等，2017）。

在致力于建立院内临床 3D 打印质量控制程序的医学文献中，已有基于测试体模的描述，这是一种应用基本的方法学技术发展而来的特定的技术程序（Matsumoto 等，2015；Leng 等，2017；Wake 等，2017）。在这些程序中，体模模型包含的与医学 3D 打印模型相关的尺寸和形状特征，已在计算机辅助程序（CAD）中以已知的尺寸和精度进行了精确的数字化设计。这些数字质控模型可以用于常规的维护性打印，也可以与每个患者的模型一同打印。然后，将打印的质控模型的物理测量值与设计

表 11.1　原始 STL 模型尺寸与商业 3D 打印设备（>$5 000）打印的模型尺寸精度比较的研究报告

被检测模型的 几何形状	使用的打印技术	绝对差；平均值 ± 标准差 （范围，mm）	相对差异；均数 ± 标准差 （范围，%）
颅骨和下颌骨 （El-Katatny 等，2010）	专业 FDM	0.1 ± 0.1（0.0～0.2）	0.2% ± 0.2%（0.0～0.6%）
颅骨和下颌骨 （Salmi 等，2013）	SLS，聚酰胺	0.9 ± 0.4（最大值：1.9）	0.8% ± 0.3%（最大值：1.4%）
	黏结剂喷射	0.8 ± 0.53（最大值：1.7）	0.7% ± 0.4%（最大值：1.6%）
	材料喷射	0.2 ± 0.1（最大值：0.5）	0.2% ± 0.1%（最大值：0.5%）
ISO12836 中定义的用 于牙齿修复的几何模 型（Braian 等，2016）	SLS，聚酰胺	尺寸：0.06 ± 0.06（0～0.2） 角度：0.56° ± 0.47°（0.07°～1.23°）	尺寸：0.9% ± 1.2%（0.0～4.1%） 角度：3.4% ± 2.73%（0.4%～7.2%）
	材料喷射（设备 A）	尺寸：0.02 ± 0.04（0.0～0.18） 角度：0.34° ± 0.24°（0.08°～0.64°）	尺寸：0.2% ± 0.1%（0.0～0.4%） 角度：2.0% ± 1.4%（0.5%～3.7%）
	材料喷射（设备 B）	尺寸：0.04 ± 0.03（0～0.09） 角度：0.53° ± 0.37°（0.23°～1.05°）	尺寸：0.5% ± 0.4%（0～1.39%） 角度：3.2% ± 2.1%（1.4%～6%）
复杂的几何模型 （Teeter 等，2015）	SLS，不锈钢	0.01 ± 0.02（0～0.09）[a]	1.5% ± 3.2%（0～17.8%）[a]

注：SLS，选择性激光烧结；FDM，熔融沉积；[a] 排除特征 <0.3 mm。

模型的原始尺寸进行比较（Matsumoto 等，2015；Wake 等，2017）。第一个用于医学 3D 打印的质控体模（Matsumoto 等，2015；Leng 等，2017）每毫米包含 0.5～2 个线性对（表 11.1）。"第二代"体模已经发展到加入更多复杂的形状，包括球形、圆柱形、六角形、锥形和螺旋形特征，还有挤出和镂空的形状（例如指定形状的孔隙）（Leng 等，2017）。当然，在可能的情况下，手动游标卡尺测量应该被更精确、更庞大的打印模型尺寸测量仪器所取代，例如使用三维激光扫描或数控坐标测量机等（Liacouras，2017）。

最近，有学者提出构造由包含镜像特征（即

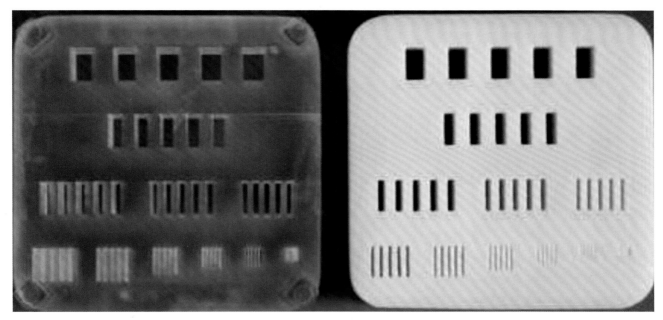

图 11.1　来源于梅奥诊所为实施 3D 打印设备质量控制开发的体模样品。

正半部分和相应的负半部分）的两个组件构成的质控体模（Leng 等，2017）。这样的模型可以简单地将"正半部分"（具有突出的特征）插入"负半部分"（具有相应的凹陷），以达到使用拟合测试代替物理测量的目的（Leng 等，2017）。两个组件之间如果拟合后没有明显间隙而成功贴合，则大体能够证明打印机的准确性和精度。如果缺乏相应物理测量数据，则不应使用此方法，因为即便是采用不正确比例形成的 3D 打印模型仍能够通过拟合测试。为此，我们建议使用传统制造方法（例如，注塑、计算机数控铣削或激光切割）来制造一半模型，并使用 3D 打印机打印另一半用于质量控制的模型，这两个部分的匹配程度即代表了3D 打印模型的精度。

重要的是，医学 3D 打印的质控体模应当具有在所有三个轴上延伸的特征，并且它们还要包括在所有三个轴上延伸的突出部分，因为不同的打印技术对于这些特征具有不同的打印精度（George 等，2017；Pang 等，1995；Teeter 等，2015）。此外，理想情况下，质控体模应该使用与质控对象包括颜色在内的相同的材料来打印（Wake 等，2017；Teeter 等，2015；Wake 等，2017），这可以通过使用不同的材料化学成分来实现。

11.2 质量控制的数学度量

建立医学 3D 打印质量和安全控制的第二种方法是比较同种组织两个模型之间的一致性。这两个模型可以是两个 STL 模型数据，每个模型都来自同一个 DICOM 影像数据集，只是对同一个组织进行了不同分割，而每个分割由不同的放射科医生执行。这种方法对确保模型质量时非常有用的。这两个 STL 模型数据还可以是初始设计的 STL 模型和打印后模型的数字化版本。这种方案对于单个打印模型的质量控制非常有用。3D 打印的模型可以使用 3D 激光扫描或 CT 断层成像，甚至使用 MRI 进行数字化转换（George 等，2017；Mitsouras 等，

2017），从而构建为数字化 STL 模型。光学扫描仪是首选，尽管它仅限于评估模型的外表面，但与 CT 和 MRI 相比，光学扫描仪具有更高的精度（<0.01 mm）。一旦获得了要比较的两个 STL 模型数据，就可以使用相应的数学过程来执行两个模之间的精度比较。

11.2.1 模型表面距离

第一种方法是比较 STL 模型之间的"距离"。从概念上讲，即从一个 STL 模型曲面上的任意点到另一个 STL 模型曲面的最小距离。可以通过为曲面上的任意点（通常是 STL 网格的节点）计算这一距离，从而生成一个具有平均值和标准偏差的距离分布，这两个数据即为对两个模型之间总体差异的定量评估（图 11.2）。

此方法提供了一种比较 STL 模型的简单方法，这一方法可用于单个打印模型的质量控制（George 等，2017；Leng 等，2017；Mitsouras 等，2017）。单个打印模型的质量控制是必要的，因为有的解剖模型可能无法在特定的打印技术下打印（图 11.3），例如对 SLA 或 FDM 技术来说，模型必须加入适当的支撑结构才能打印成功（参见第 2 章）。同一模型可以在使用完全围绕的材料支撑的基础上通过不同打印技术被成功打印，例如黏合剂喷射技术等，但在清理这些支撑结构时施加的力可能会导致模型中重要解剖结构的破坏（图 11.3）。打印模型的目视检查应始终作为质量控制标准操作程序的一部分，由此确保每个完成的医学模型都能如实地反映预期的解剖结构。尽管如此，目视检查仍容易受到操作员差异的影响，而 STL 的距离度量则是一种不易发生操作员误差的替代方案。具体地说，打印的模型可以用 CT 扫描，生成的图像可以被提取分割以产生 STL 数字模型，该 STL 模型可以与发送到 3D 打印机的初始 STL 模型对齐后进行比较，并且计算数字化模型和原始模型之间的误差。例如，预先设定的距离测量可能会捕获丢失的解剖结构（打印失败造成的），这就可以作为 QC 程序来检测

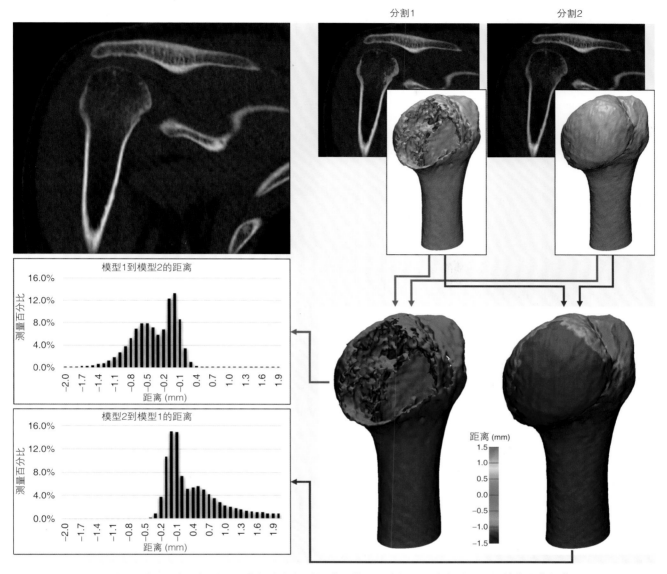

图 11.2　由两个不同的操作员根据同一个 CT 数据分割得到的肱骨模型；分割 1 是全自动的（骨单位影像阈值 226），分割 2 为手动编辑，前一个模型失去了一部分肱骨头组织。使用 STL 模型之间的距离测量比较两个模型之间的差异无统计学意义。模型 1 到模型 2 的平均距离为（−0 36±0 43）mm（范围−2.72～2.22 mm），模型 2 到模型 1 的平均距离为（1.24±2.48）mm（范围−3.28～16.41 mm）。该种方法可以根据设定的阈值（例如，图中使用 <|1.5| mm）来定性比较两个模型的差异。

打印解剖中整体误差的方法（图 11.2）。

　　然而，这种方法仍然有局限性，对于多个 3D 打印模型的质控流程它并不适用（George 等，2017）。其中一个限制是，不同的两个模型进行比较会产生不同的定量结果。对于使用骨松质的 HU 阈值（226 HU）进行自动分割而不完整的肱骨头（分割 1）而言，这个概念很容易理解。在这个示例中，骨骼较薄的位置 HU 值较低，因而自动分割生成的模型会缺失这些位置上的结构。这样从不完

整肱骨头（分割 1）上的点到手动分割的完整肱骨头（分割 2）的距离就可能会变小，因为对于不完整骨模型上的每个点，在完整模型上都有一个距离最小的点与之相对应，相反地，在不完整模型中缺失骨骼的区域对应到完整骨骼上的点会发生很大变化，其最小距离也会随之变化（图 11.2）。另一个限制是，除了 3D 打印误差之外，打印模型的数字化还引入了点扩散函数以及特定成像模式的伪影。例如，在使用 CT 和 MRI 对打印模型进行成像的

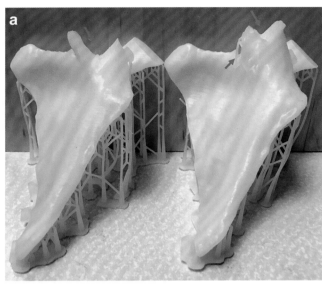
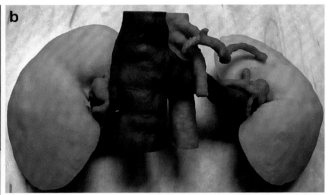

图 11.3　使用自下而上 SLA 打印机制作的肩关节盂模型（a）和使用黏结剂喷射打印机制作的双侧肾动脉瘤模型（b）。由于模型从平板上分离时需要施加的力很大，导致部分关节部件打印失败（红色箭头）；附加支撑结构（绿色箭头）虽然使大部分结构成功打印，但仍有一部分失败。黏结剂喷射打印模型中的小肾动脉在将模型从打印机中取出时发生断裂（右图红色箭头）。这些故障是源于打印机类型的，如果使用不同技术的打印机，很可能不会发生这些故障。例如，在黏合剂喷射系统中，关节突部位的打印不会出现缺损，如果使用更坚固的丙烯酸材料的 SLA 技术打印，肾动脉也不会断裂。但与模型同时进行打印的质控体有很大的概率会被正确打印，因此无法捕获这些因特定打印机型号而发生的故障。

一项研究中，每种模式都存在与最初设计的 STL 模型之间不同程度的误差（Mitsouras 等，2017）。这种医学成像模式（与使用光学扫描仪相反）特有的限制来源于对模型分割的操作（George 等，2017），因为即便模型是在空气中分割成像，并使用介于空气和打印模型 CT 值之间的安全阈值，所得到的数字化模型也高度依赖于分割算法的选择。一项使用 CT 值相当于高密度骨的材料制成的简单立方体模型的研究，通过评估水的 HU（=0）和材料的 HU（=1 400 HU）之间的差异的 25%~95% 的不同分割阈值，阐明了这种限制产生的原因。因为阈值的不同，原始模型和其 3D 打印复制品之间的差异范围从大于 1 mm 到小于 1 mm（Naitoh 等，2006），因此，任何一个由给定阈值分割打印模型的影像数据而得到的 STL 模型，都将与原始 STL 模型之间产生不同差异。将打印模型数字化后与最初设计的模型进行比较的最后一个限制是，由于打印模型在扫描成数字模型时使用了与原始 STL 模型不同的参考坐标系，所以比较前必须将两个 STL 模型对齐。用于对齐的方法，例如 CloudCompare（Russ 等，2015）或者 3-matic 软件中的全局对准算法都是迭代优化算法，并不能确保每次都能找到代表全局最佳比对的对准点。这就使得数字化模型和最初设计的模型之间的精确比较在实施过程中会出现困难。因为不同的对齐方式将导致对模型之间误差评估的不同，由此也无法建立打印机的质控体模（一般需要小于 0.5 mm 的精度才能与典型临床图像的分辨率保持一致，图 11.4）。

11.2.2　残余容积

评估 STL 模型之间差异的第二种方法依赖于数学集合论的应用，这种方法将组织的 STL 模型（或分割）视为 3D 空间的数学子集（George 等，2017）。在该方法中，本质上认为模型的定义是，由放射科医生定义并视为被组织占据的成像体积（三维空间）的子集，由此可以在这些子集上使用数学集合运算来量化模型之间的差异和相似之处。例如，两个 STL 模型之间的一致性可以通过集合交集（A∩B）来定义（George 等，2017）（图 11.5）。由两个独立的放射科医生对同一诊断影像

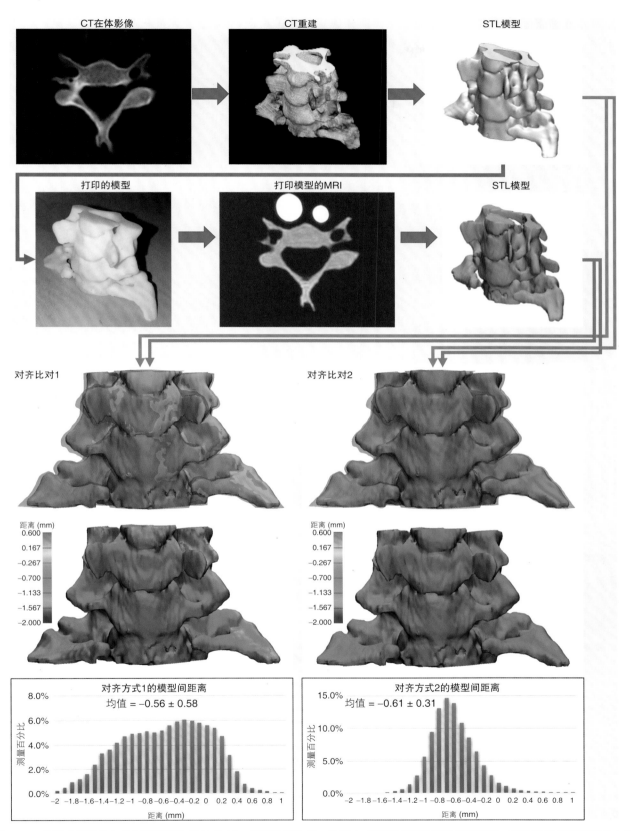

图 11.4　使用成像设备扫描打印模型与设计的 STL 模型进行比较，这种方式通常不用作质量控制程序。因为除了在被测误差中引入成像模态的点扩展函数外，模型对准算法是一种迭代优化过程，可能会出现收敛到局部最小值的情况，从而会导致对两个模型之间的差异比较出现不同。

进行容积分割而创建的两个组织模型，则两个模型的交集就是两个医生都认为属于特定组织的空间体积。交集和并集（A∪B）运算将产生一个重要集合，即所谓的残余体积（Cai 等，2015；George 等，2017），后者可用于医学 3D 打印的质量控制。因此，剩余体积可以定义为 [（A∪B）-（A∩B）]（Cai 等，2015），或简记为 [（A-B）+（B-A）]。这是一个或另一个模型所占用的体积，而不是两个模型都占用的体积，这样可以直接量化两个模型之间的不一致区域（图 11.5）。

来自集合论的这两个一致和不一致的体积容量又可以用来计算用于评估诊断准确性的参数，如真假阳性和假阴性。例如，如果其中一个模型是金标准，则真阳性是测试模型和金标准模型中都包含的空间体积，即它们的交集（图 11.5）。如果 B 是测试模型，而 A 是金标准模型，包括在测试模型中但不属于肿瘤组织的空间体积，即（B-A）则代表假阳性（图 11.5）。最后，根据金标准模型，假阴性空间体积是肿瘤组织所占据但不包括在测试模型中的体积（图 11.5）。对于一般的 3D 打印来说，"真阴性"空间体积不是那么容易定义的，因为它将涉及对于真正肿瘤组织的其他空间体积。这可能意味着整个扫描体积，而在大多数情况下，与肿瘤组织的体积相比，这将是一个很大的体积区域（例如，在胸部-腹部-骨盆 CT 中发现的单个肿瘤），因此"真阴性"空间体积几乎没有临床意义。然而，在特定情况下，它也可以具有一定意义。例如，对于诸如肾肿块之类的器官内的肿瘤组织，在这种情况下，总的肾脏体积（包括肿瘤）可以用来定义整个空间，对于这个空间来说，真阴性体积是

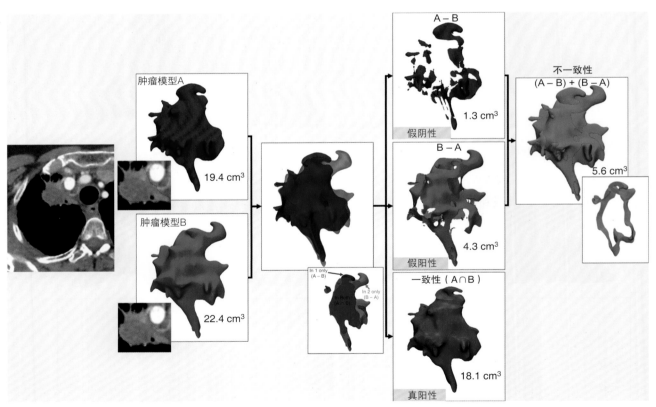

图 11.5　肺上沟肿瘤患者的 CT 影像。两名合格的放射科工作人员在对肿瘤进行分割时，对什么组织是肿瘤和什么组织不是有不同的解释。同一肿瘤的两种 STL 模型可以通过三维空间上的集合操作进行数学分析，明确它们之间的差异和一致。如果有一个模型是金标准（所示示例中的模型 A），则很容易根据体积计算真阳性、假阴性和假阳性的体积容量（分别为 18.1 cm³、1.3 cm³ 和 4.3 cm³）。因此可以计算出构建模型 B 的工作人员发现肿瘤的灵敏度（真阳性率）、假阴性率和误发现率（分别为 18.1/19.4=93.3%、1.3/19.4=6.7% 和 4.3/22.4=19.2%）。

有意义的。在这个例子中，测试模型和金标准模型都认为不是肿瘤组织的肾脏内的空间体积就是"真阴性"体积的定义。

使用集合论提供的真和假阳性 / 阴性的这些定义，只要金标准模型（例如，病理发现或专家界定）可用，就可以用 3D 打印模型来对医生操作的熟悉程度进行评估，如灵敏度、特异性和准确性等。临床 3D 打印设备的质量控制程序将计算并依赖这些指标，以确保其实际中能够生产出合格的医学模型。或者，当两个模型都不能被视为金标准时，模型之间的一致和不一致是医疗机构创建 3D 打印模型时比较不同放射科医生之间差异的合理质控方法。此外，这些数据也可用于优化 3D 打印的特定适应证范围（George 等，2017）。例如，用于不断优化 CT 辐射剂量，以便为颌面外科生成精确的颅骨模型。使用残差容积，我们发现与滤波反投影法相比，迭代 CT 影像重建可能增加的信噪比并不能增加影像精度（即，不减少残差容积）。相反，无论使用哪种影像重建技术，当降低辐射剂量时，准确度（即，小残留体积）的损失是相等的。

11.3　自主验证模型

当对单个 3D 打印模型执行质量控制时，上述两种数学计算方法都会遇到数字化模型与初始设计模型难以准确对齐的限制。最近有学者提出了一种可以降低配准要求的技术（George 等，2017），它涉及在打印模型内以预先指定的图案（例如以单位间距的笛卡尔网格排列的小球体）中嵌入标记，嵌入的标记图案采用与医学模型具有相似机械特性的材料制作，因而不会干扰用于外科计划的模型使用，但是相应的材料具有不同的放射学特性，比如不同的 CT 值。由此，对模型成像后，可以通过检测标记间距与预期模型的一致性来评估打印模型的精度。同样，对嵌入在特定模型中的标记进行计数和（或）匹配标记可以快速检测由于打印故障而丢失的解剖结构。随着不同性质的新型打印材料的开发，该技术将有可能简化打印模型质量控制的流程。

11.4　"端到端"3D 打印质量控制

基于测试体模的质量控制程序可以帮助确保和建立用于制作医疗模型的 3D 打印机的准确和安全性，以及使用它打印的个体化医学模型的质量。然而，需要指出的是，目前，医学 3D 打印的整个"端到端"过程的质量控制中应尽量避免使用 3D 打印的体模，包括 DICOM 图像分割、STL 生成和 STL 后处理等操作环节。因为除了成像外，3D 打印的材料不会产生与人体组织相似的影像强度，从而无法保证 DICOM 图像分割的质量和准确性（Mitsouras 等，2017；Mooney 等，2017；Shin 等，2017；Bibb 等，2011；Leng 等，2016）。此外，即便使用与组织影像强度相同的材料制作体模，那分割得到的 STL 模型之间是否存在差异，在一定程度上还取决于所使用的特定的分割算法［如 Hounsfield unit（HU）threshold］。这是所有物理成像系统的一个固有的限制，它可能不会在半最大值处有一个消失的全宽度，这使得高精度的模型尺寸评估变得复杂。为评估医学 3D 打印端到端过程，理想状态下，应使用包含已知尺寸和不同对比度的理想质量控制体模，例如 ACR 质量控制过程中使用的体模，然后与适用于 FDA 标准的 DICOM 图像分割的软件的特定成像协议和特定分割算法（例如，预定 HU 阈值）结合使用（Di Prima 等，2016）。这样的体模和分割算法将成为未来 3D 打印医学应用的研究主题。

11.5　结论

总体而言，3D 打印的质量控制程序需要多领域多学科专家的投入和研究，才能确保得到高质量、安全的模型。医生和医学物理学家应该在这些指南的制定过程中扮演一个合理的、强有力的角色，遵循那些已经成功提高了放射学实践的通用格式。

参·考·文·献

[1] ACR American College of Radiology. Computed tomography quality control manual. 2012. Available from: http://www.acr.org/～/media/ACR No Index/Documents/QC Manual/2012CTQCManual1a.

[2] ACR American College of Radiology. Magnetic Resonance Imaging Quality Control Manual. 2015. Available from: http://www.acr.org/～/media/ACR No Index/Documents/QC Manual/2015_MR_QCManual_Book.pdf.

[3] American College of Radiology Quality & Safety. Available from: http://www.acr.org/Quality-Safety. Cited 16 April 2017.

[4] Bibb R, Thompson D, Winder J. Computed tomography characterisation of additive manufacturing materials. Med Eng Phys. 2011; 33(5): 590–6.

[5] Braian M, Jimbo R, Wennerberg A. Production tolerance of additive manufactured polymeric objects for clinical applications. Dent Mater. 2016; 32(7): 853–61.

[6] Cai T, Rybicki FJ, Giannopoulos A, et al. The residual STL volume as a metric to evaluate accuracy and reproducibility of anatomic models for 3D printing: application in the validation of 3D printable models of maxillofacial bone from reduced radiation dose CT images. 3D Print Med. 2015; 1(2): 1–19.

[7] Christensen A, Rybicki FJ. Maintaining safety and efficacy for 3D printing in medicine. 3D Print Med. 2017; 3: 1.

[8] Di Prima M, Coburn J, Hwang D, Kelly J, Khairuzzaman A, Ricles L. Additively manufactured medical products – the FDA perspective. 3D Print Med. 2016; 2(1): 1.

[9] El-Katatny I, Masood SH, Morsi YS. Error analysis of FDM fabricated medical replicas. Rapid Prototyp J. 2010; 16(1): 36–43.

[10] Gelaude F, Vander Sloten J, Lauwers B. Accuracy assessment of CT-based outer surface femur meshes. Comput Aided Surg. 2008; 13(4): 188–99.

[11] George E, Liacouras P, Rybicki FJ, Mitsouras D. Measuring and establishing the accuracy & reproducibility of 3D-printed medical models. Radiographics. 2017.

[12] Leng S, Chen B, Vrieze T, et al. Construction of realistic phantoms from patient images and a commercial three-dimensional printer. J Med Imaging (Bellingham). 2016; 3(3): 033501.

[13] Leng S, McGee KP, Morris JM, et al. Anatomic modeling using 3D printing: quality assurance and optimization. 3D Print Med. 2017; 3: 6.

[14] Matsumoto JS, Morris JM, Foley TA, et al. Three-dimensional physical modeling: applications and experience at Mayo Clinic. Radiographics. 2015; 35(7): 1989–2006.

[15] Mitsouras D, Lee TC, Liacouras P, et al. Three-dimensional printing of MRI-visible phantoms and MR image-guided therapy simulation. Magn Reson Med. 2017; 77(2): 613–22.

[16] Mooney JJ, Sarwani N, Coleman ML, Fotos JS. Evaluation of three-dimensional printed materials for simulation by computed tomography and ultrasound imaging. Simul Healthc. 2017; 12(3): 182–8.

[17] Naitoh M, Kubota Y, Katsumata A, Ohsaki C, Ariji E. Dimensional accuracy of a binder jet model produced from computerized tomography data for dental implants. J Oral Implantol. 2006; 32(6): 273–6.

[18] Pang T, Guertin MD, Nguyen HD. Accuracy of stereolithography parts: mechanism and modes of distortion for a "Letter H" diagnostic part. In Solid freeform fabrication proceedings. 1995, p. 170.

[19] Russ M, O'Hara R, Setlur Nagesh SV, et al. Treatment planning for image-guided neuro-vascular interventions using patient-specific 3D printed phantoms. Proc SPIE Int Soc Opt Eng. 2015; 9417: 11.

[20] Salmi M, Paloheimo KS, Tuomi J, Wolff J, Makitie A. Accuracy of medical models made by additive manufacturing (rapid manufacturing). J Craniomaxillofac Surg. 2013; 41(7): 603–9.

[21] Shin J, Sandhu RS, Shih G. Imaging properties of 3D printed materials: multi-energy CT of filament polymers. J Digit Imaging 2017 Feb 6. doi: 10.1007/s10278-017-9954-9 [Epub ahead of print].

[22] Teeter MG, Kopacz AJ, Nikolov HN, Holdsworth DW. Metrology test object for dimensional verification in additive manufacturing of metals for biomedical applications. Proceedings of the institution of mechanical engineers, part H. J Eng Med. 2015; 229(1): 20–7.

[23] U.S. Food and Drug Administration. Technical considerations for additive manufactured devices: draft guidance for industry and food and drug administration staff. 2016. Available from: https://www.fda.gov/downloads/MedicalDevices/DeviceRegulationandGuidance/GuidanceDocuments/UCM499809.pdf. Cited 2016.

[24] Wake N, Rude T, Kang SK, et al. 3D printed renal cancer models derived from MRI data: application in pre-surgical planning. Abdom Radiol (NY). 2017; 42(5): 1501–9.

[25] Weinstock P, Prabhu SP, Flynn K, Orbach DB, Smith E. Optimizing cerebrovascular surgical and endovascular procedures in children via personalized 3D printing. J Neurosurg Pediatr. 2015: 1–6 [Epub ahead of print].

第 12 章
虚拟现实技术

Justin Sutherland and Dan La Russa

12.1 简介

近年来随着技术的不断进步，引人注目的沉浸式虚拟现实技术（VR）的发展和可及性正不断提高（Largent，2011），这也推动了其在影像诊断学和医药领域的广泛应用。虚拟现实技术拥有使分割的医学三维模型或未经分割的图像数据可视化的能力，且高效、灵活，使其成为医学 3D 打印技术一个极其重要的补充。本章介绍了虚拟现实技术及其历史概况，描述了现代虚拟现实技术的现状及其在当前与未来医学领域中的应用，以及与 3D 打印的相互关系。

虚拟现实技术被广泛定义为"一个高端的用户-计算机交互界面，包括实时仿真和多个感知通道的人机交互"（Largent，2011）。虚拟现实的两个特征是可视化和位置跟踪。在过去，虚拟现实所需的实时可视化主要是通过头戴式设备（HMDs）和 CAVE 沉浸式虚拟现实显示系统（CAVEs）来实现的。HMDs 这种设备使用小屏幕和镜头来覆盖用户的视野，而 CAVEs 则采用立方体空间的形式，由一系列投影仪来显示图像（Burdea 和 Coiffet，2003）。为了将显示给用户的视觉信息与模拟的虚拟环境相关联，必须在三维空间中跟踪用户眼睛（或头部）的位置。六自由度模拟平台或三自由度模拟平台的位置追踪通常是通过惯性监测单元（IMUs）（Burdea 和 Coiffet，2003）、计算机视觉技术（Foxlin 等，1998），基于激光跟踪仪（SteamVR® Tracking，2017）、磁定位系统（Burdea 和 Coiffet，2003）或是整合这些技术来实现。

随着 VR 设备这类新型消费品的日益流行，"虚拟现实""增强现实"或"混合现实"等术语最近已成为热门词汇。由 Milgram 等（1994）首先提出的现实—虚拟连续体的概念可以清楚地解释和描绘这些有时令人困惑的术语，如图 12.1 所示。在连续体的一端为现实，是完全由真实世界组成。另一端为虚拟现实 VR，是完全由虚拟对象组成。而两者之间的连续体则被定义为混合现实

J. Sutherland, Ph.D., M.C.C.P.M. (✉)
Radiation Medicine Program, Department of Medical Physics, The Ottawa Hospital, Ottawa, ON, Canada
Cancer Therapeutics Program, Ottawa Hospital Research Institute, Ottawa, ON, Canada
e-mail: jussutherland@toh.ca

D. La Russa, Ph.D., F.C.C.P.M.
Radiation Medicine Program, Department of Medical Physics, The Ottawa Hospital, Ottawa, ON, Canada
Cancer Therapeutics Program, Ottawa Hospital Research Institute, Ottawa, ON, Canada
Division of Medical Physics, Department of Radiology, University of Ottawa, Ottawa, ON, Canada
e-mail: dlarussa@toh.ca

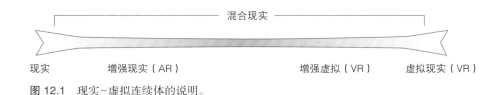

图 12.1 现实－虚拟连续体的说明。

MR，其中包含着现实和虚拟环境的某种结合（即为增强现实 AR）作为一个个子集。增强现实中大多数环境都是真实世界的环境，但是其中添加了一些虚拟对象或环境。还有一个不常见的概念，增强虚拟 AV，是指在一个完全沉浸式虚拟环境中加入了真实世界的元素，比如通过实时视频输入的方法加入。

12.2 虚拟现实的发展史

12.2.1 早期里程碑

虽然 VR 的概念可以追溯到早期的科幻小说作家，但它最早出现于 Morton Heilig 在 1950 年左右提出的"体验剧场"的概念（Burdea 和 Coiffet，2003）。Heilig 想法的核心是为用户提供一种包括所有感官在内的电影体验，而不仅仅是通常画面和声音表现出的二维体验。20 年后，在 1962 年，Heilig 发明了 Sensorama 模拟器（US Patent # 3050870），是一台服务单一用户的街机设备，其特点是由一对并排的 35 mm 摄像机提供 3D 视频画面，还带有立体声、可动座椅，在用户头部附近的小风扇能产生风的效果，甚至还能产生气味。Sensorama 被认为是沉浸式多感官技术的最早原型。

因为提出模拟面具的概念，Heilig 也可能是第一个提出头戴显示器的人，在 1960 年他获得了专利授权（US Patent # 2955156）。其模拟面具的特点有环绕用户视野的 3D 模拟显示器、立体声和气味等。在 1961 年，菲尔科公司（Philco Corporation）也推出了他们的头戴设备版本，该设备与一个闭路电视系统相连，使佩戴者可以在危险的环境中传输

观测结果。然而，Ivan Sutherland 往往被认为是第一个完全沉浸式头戴式显示器 HMD（有时称之为头戴视听显示设备）的发明者。Sutherland 的 HMD 发布于 1966 年，因其设备太重，穿戴者无法承受其重量，所以只能悬挂在天花板的悬臂上，以至于被称为"达摩克利斯之剑"。Sutherland 用两个阴极射线显像管制作了一个 40° 视野的立体显示器，并通过电位器跟踪穿戴者的视角。后来，Sutherland 开创性地开发了一种场景生成器，可以生成原始的 3D 线框图，并将计算机生成的场景纳入其中，以取代模拟图像。自 1973 年问世以来，Sutherland 的场景生成器能够以每秒 20 帧的速度在每个场景（帧）中显示 200～400 个多边形。这些场景生成器是现代图形加速器的前身，而图形加速器又是 VR 计算机硬件中的关键组件。

沉浸式体验阵营中其他重要成员紧随 HMD 后出现。1971 年，Frederick Brooks Jr 和他的同事演示了触觉反馈的第一个例子。这一发明以及其他的发明都被纳入于 19 世纪 70 年代和 80 年代军事飞行模拟器的几次迭代中，这在当时全是机密的。其他政府机构也在仿真模拟器方面追求自己的利益。1981 年，美国航空航天局（NASA）发明了一种 HMD，它使用带有光学控制的液晶显示器将拍摄的图像聚焦在眼睛附近。NASA 的初代设备被称为虚拟视觉环境显示器 VIVIED。二代设备在 20 世纪 80 年代末引进，被称为虚拟交互环境工作站 VIEW。它拥有升级的计算机硬件，以及一个用于在空间上和机械上跟踪操纵线框对象的交互式手套。

到 20 世纪 80 年代末 90 年代初，商业 VR 系统开始出现。于 1987 年由 VPL 公司推出的 DataGlove 手套，与 NASA 的 VIEW 系统是同一款，

是第一个突破标准键盘和鼠标的电脑界面操作工具。VPL 公司也是第一家发布含有 HMD 沉浸式虚拟现实系统的公司。其发布的头戴式显示器 HMD 也被称为 EyePhone，由两个分辨率只有 360×240 像素的 LCD 液晶显示器产生立体图像。与其公司之前发布的 DataGlove 交互手套可一起使用，组成的系统称之为 RB2 系统，它的零售价超过 11 000 美元，而其 HMD 的重量仅 5 磅。任天堂后来在 1993 年发布了一个类似 DataGlove 的产品，叫作 Power Glove。

在开发手戴式和头戴式设备的同时，其他公司则专注于改善 VR 硬件和软件平台。1991 年，英国 Division 公司生产了一个可扩展和集成化的 VR 工作站来支持他们的 VR 产品线。在软件方面，美国公司 Sense8 在 1992 年开发了一个特定于 VR 的编程函数库，称为 WorldToolKit。紧随其后的是英国维数国际公司的 VRT3 软件框架。

12.2.2　其他的技术方法

虽然头戴式显示器目前被认为是完全沉浸式 VR 的实际标准，是消费者最实用的技术解决方案。但是过去限制 HMDs 的因素（例如重量）也促使了对其他 VR 系统概念的探索。现下热门的是 CAVE 自动虚拟环境系统或它的变体。CAVE 系统是一个封闭的小房间，四周全是由一系列视频投影仪产生的虚拟图像。通过使用者佩戴的与投影机同步的定位跟踪快门式眼镜，可以实现立体三维的效果。当快门挡住使用者不需要的视野时，投影图像会在左右眼视野之间交替切换，从而产生 3D 透视效果。CAVE 通常用于工程、制造和建筑行业的原型设计。

12.2.3　在医学中的应用

VR 在医学上最早的应用是围绕医学影像的可视化和为执行手术规划而开展的（Chinnock，1994）。从那时起，VR 的医学应用就逐渐拓展到医学教育和培训领域，促进了临床医生之间或临床

医生和患者之间的交流，以及包括治疗恐惧症、创伤后应激障碍、焦虑症、康复和疼痛管理等各种各样的治疗方法。同时，人们对 VR 医疗应用的兴趣也在稳步提升，Pensieri 与 Pennacchini 在 2014 年的一项研究中显示，截至 2012 年，发现医学文献中与 VR 相关的文献将近 1.2 万份。这还只是搜索"VR 在医疗领域的应用"这一最常见的关键词，还不包括"虚拟环境""增强现实"等关键词。本章的其余部分将不关注 VR 在医学中的传统应用，而是关注 VR 技术的现状，以及如何利用这些技术来增强 3D 打印和 3D 可视化领域。

12.2.4　超越视觉的技术

尽管 VR 早期发展速度很快，也获得了媒体的大量关注，但在 20 世纪 90 年代，VR 公司并未能获得广泛的消费者基础。早期的系统非常昂贵，美国硅图公司使用最快的图形工作站，即使花费了 10 万美元，也一直被其性能和可靠性问题所困扰。因此，尽管电子游戏行业多次试图引起人们对虚拟现实系统的兴趣，但虚拟现实行业规模仍然较小，而且主要局限于企业、政府机构和大学。最终，随着剩下的几家公司未能兑现媒体的大肆宣传，加之因为互联网的崛起吸引了公众的注意力，人们对虚拟现实技术的兴趣逐渐消退。

12.3　现代商业虚拟现实技术

12.3.1　重燃对 VR 的兴趣

最近，由于电子游戏行业的推动，加上智能手机显示技术、图形处理器（GPUs）和跟踪技术的突破，使得价格实惠的虚拟现实技术的新时代已经到来。2012 年，Oculus Rift 的众筹活动获得成功，VR 重新引起了公众的广泛关注（Largent，2011；Kickstarter，2012）。该活动展示了一种使用 IMUs 和智能手机显示进行旋转跟踪的 HMD 原型机。随着来两个开发工具包的发布以及 Facebook 成功收

购 Oculus（Largent，2011），Oculus Rift 用户版于 2016 年 3 月正式发布，其产品是一个高分辨率、低延迟的头戴显示器。HMD 的六自由度位置跟踪由一种称为 Constellation 专用跟踪系统完成，该系统使用 IMUs、光学红外跟踪摄像机（IR）和有图案的 LED 标记组成。2016 年 12 月，Rift 还发布了跟踪手柄。

虽然 Oculus 在开发 Rift 的过程中受到了公众的广泛关注，但现代 VR 技术的出现却是许多玩家共同努力的结果。一个著名的例子就是 Valve 公司开发的许多有助于沉浸式 VR 的关键组件，比如低存储显示器（James，2015）。在早期与 Oculus 建立合作关系后，Valve 与 HTC 公司合作在 Oculus Rift 发布一个月后生产出 HTC Vive。Vive 配备了可跟踪控制器，并使用了一个名叫 SteamVR® 的 360° 全房间规模的跟踪系统。SteamVR 跟踪系统使用 IMUs 和两个定期用红外激光扫描被跟踪对象上光电二极管的"基站"组成，在对角长 5 米的空间中具有高频亚毫米级跟踪精度（SteamVR® Tracking，2017）。

Oculus Rift 和 HTC Vive 共同代表了第一代被消费者广泛使用的、基于 PC 的现代 VR 平台。然而，新一代的 VR 设备与诸如 Razer OSVR、FOVE、MindMaze MindLeap 和 Vrvana Totem 正在迅速发展，它们都展现出了一些有趣的技术变化（Largent，2011）。随着许多选择以及将来更多选择的出现，现代 VR 的早期采用者可能会更关注现在和未来的兼容性。为此，Valve 已经让他们的 SteamVR® 软件平台通过 OpenVR 软件开发工具包和应用程序编程接口向所有硬件制造商开放，甚至授权可免费使用 SteamVR® 跟踪系统，让任何硬件制造商都可以使用他们的跟踪系统（SteamVR® Tracking，2017；Lee，2017）。OpenXR 的开发也将极大地促进 VR 技术兼容性的未来。OpenXR 是一个用于虚拟现实和增强现实应用程序的跨平台开放标准，它是在 Khronos 集团指导下与多家公司合作开发的设备（Khronos Group，2017）。

12.3.2 移动 VR

除了基于电脑或"有线的"虚拟现实技术的进步，由智能手机带动的移动 VR 新领域也正在发展。这些 VR 设备采用定制镜片的形式被安装在不同设计的盒子里，从而与不同的智能手机保持兼容。软件可以在智能手机上运行，并通过手机内置的 IMUs 或安装 IMUs 设备进行跟踪。IMUs 设备一般只局限于三自由度旋转。在撰写本文时，当前移动 VR 的产品有三星的 Gear VR、谷歌的 Cardboard（带镜头的简易手持纸板外壳）、谷歌的 Daydream（Wiederhold，2016）。

考虑到智能手机的计算能力明显低于高端电脑，而移动 VR 通常仅限于旋转跟踪，迄今为止，移动 VR 提供体验的能力相对有限。尽管如此，移动 VR 已经被用于医疗领域中，如解剖教学（Moro 等，2017）、眼科图像显示（Zheng 等，2015）、手术培训（Gallagher 等，2016）和病患教育（Forani，2017）等。

从简单的移动体验到带有外部跟踪系统的高端 PC 体验，不同级别的头戴式 VR 体验可以通过其可视化和跟踪功能的复杂性来区分。其中最基础的可能就是 360° 视频。360° 视频的录制都是用全景摄像机或一组摄像机同时记录每个方向的视频来完成的。然后 VR 用户通过旋转头部跟踪控制观看方向（Forani，2017），但是由于视频是单视的，不存在视差，所以用户无法感知深度。随着视频录制技术的日益成熟，360° 视频可以通过立体摄像头进行录制，从而可以增加视频观看体验的深度感。但是，头部位置的转换并不能在视频体验中体现，且还无法与环境进行互动。

当在三维空间中跟踪用户头部的位置和方向时，就可以在完全沉浸式虚拟空间中实现身临其境的感觉。虚拟体验现在必须由 3D 渲染引擎实时生成，而不是使用预先录制好的视频。包括跟踪手或控制器的位置从而增加可用的交互级别，创建一种更加身临其境的体验（Cameron 等，2011）。

12.3.3　增强现实

对虚拟现实的新热情也增加了对增强现实的关注。增强现实技术是将数字模型叠加到现实世界中，这项技术最近以智能手机和平板电脑形式出现（Moro 等，2017）。视频直透式头戴设备是将前置摄像头置于虚拟现实头戴设备的前端，将真实世界的立体视频与虚拟图像叠加（Largent，2011；VRVana，2017；uSens Inc.，2016；Abrash，2012）。透明眼镜是最著名的例子，它是微软的 Hololens 开发工具包（Microsoft®，2017），将虚拟元素叠加在透明的玻璃上或含有添加剂遮光板上（Largent，2011；Abrash，2012）。

增强现实技术对医疗从业者来说有着巨大的前景，目前的一些团体正在努力寻求解决方案（Cui 等，2017；Weng 和 Bee，2016；Garon，2016）。来自该领域的领导者表示，增强现实头戴设备的广泛普及可能还需要几年时间（Brennan，2017）。这在很大程度上是由于该技术目前的限制以及面临着比虚拟现实更大的挑战。

对于视频直透增强现实来说，由于视频的动态范围和分辨率低于真实世界，所以这种体验很受影响。此外，眼睛不能自由地聚焦于现实世界的任何部分，因为焦点是由相机控制的。同时，影像的捕获、处理和显示真实图像所带来的延迟也是一个挑战（Abrash，2012）。

对于如何感知现实世界在增强现实中并不是问题，因为现实世界是可以被直接观察到的。然而，对透视头戴设备的跟踪通常是通过由内而外的计算机视觉解决方案来完成的，这种解决方案会带来一些延迟，特别是对于移动的元素。由于可视化的真实世界没有延迟，所以这些与真实世界对象交互的虚拟元素的定位和可视化方面的小延迟更容易被察觉到。透视增强现实还面临着只能通过添加叠层显示来呈现虚拟元素的问题，这意味着可视化呈现必须是半透明的，不能生成纯黑色视野（Abrash，2012）。最后，目前透视显示技术实现了虚拟元素在小视野的可视化，但其将虚拟元素与现实世界混合后产生身临其境的能力却很有限。

12.4　医学虚拟现实和 3D 打印

由于强大的性能、高可及性和低成本，现代虚拟现实和增强现实技术产生的新兴生态系统有望以前所未有的方式对医学实践产生革命性影响。现代计算机图形硬件能实时地、流畅地计算密集的医疗数据。新型、经济、高效、强大的跟踪系统打开了人类与虚拟医疗模型的交互的大门。最后，计算机视觉和全息可视化技术的进步增加了混合现实工具的可访问性，能方便进行医疗干预。

虽然虚拟现实的研究历史悠久（参见第 12.2.3 节），但直到目前，医学 VR 软件在临床中的应用仍然有限。然而，目前人们对 VR 可涉及许多不同的医疗用途的兴趣日益高涨，比如相关医学培训和教育领域的出版物最近就有所增加（Matzke 等，2017；Zilverschoon 等，2017；Rahm 等，2016；Hackett 和 Sttc，2013；Herron，2016）。3D 打印作为一种教学工具的吸引力很大程度上是由于其能使虚拟现实中的医学模型可视化。VR 的缺点是无法与物理对象直接接触，但其能在灵活性上弥补这一点。通过动画模型、改变透明度、调整大小、移动切割平面等都能获得与接触 3D 打印模型相同的深度感知和三维感觉。

虚拟现实也可能对患者教育产生重大影响。目前，它已经被用来缓解患者对就医流程的焦虑（Forani，2017），其可以像 3D 打印模型一样，用来向患者解释病理和医疗的细节（MediVis，2017）。

由于其能够灵活地模拟与患者相关的医学数据，或让临床医生沉浸在现实环境中，因此人们对使用虚拟现实和增强现实来改进手术和进行手术规划重新产生了兴趣。类似于目前可用的或正开发中的几种手术训练系统（Osso VR，2017；BioflightVR，2017；3D Systems，2017）和几个正在研究或使用的增强现实指导干预系统（RealView

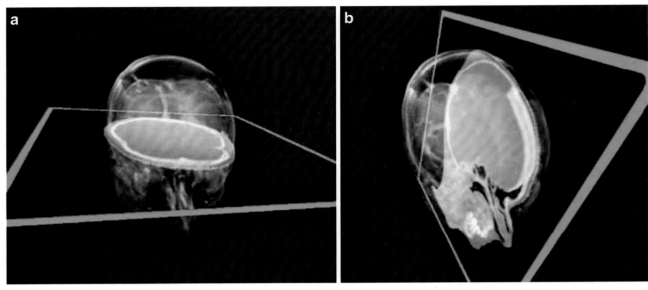

图 12.2　a、b. 体绘制影像集（融合有 MRI 和 CT）交互操作的示例，使用手持虚拟平面可以以任意方向浏览影像集。

Imaging Ltd.，2017；Baum 等，2017）在未来几年将可能会更多地出现。

对于医疗 3D 打印的采用者来说，特别感兴趣的可能是将 VR 用于医疗图像可视化（MediVis，2017；Surgical Theater LLC，2017；Cattin，2016；EchoPixel，2017；Vizua Inc.，2017）。与 3D 打印相比，虚拟现实可以通过体绘制实现未分割影像集的可视化（Zhang 等，2011）。在 VR 中应用体绘制技术很可能成为计算机科学研究的一个活跃领域，因为虚拟现实对计算的要求（两幅图像用于立体视觉、高帧频率、高分辨率）加重了本已相对较高的计算负荷。更复杂的体绘制技术（Dappa 等，2016）在能够以足够高的帧速率执行完全沉浸式 VR 之前，可能还需要修改或优化。除了虚拟现实提供的对深度和尺度的真实感知之外，使用手持跟踪控制器还可以对医学影像进行直观的操作，如图 12.2 所示，使用手持可视化平面来处理 CT-MRI 融合模型。

VR 也可以用来观察可视化分割的立体医学模型，为进行 3D 打印而生成的 STL 或其他对象文件导入 VR 设备时几乎不需要导入到 3D 渲染引擎中（如 Unity、Unreal Engine）。随着这些虚拟现实系统插件引擎的免费提供，为研究或临床使用而开发一个简易的医疗 VR 应用程序的成本非常低。虚拟

现实因其在与 3D 模型交互时的灵活性使之成为除了 3D 打印外另一个医学模型临床应用的有效途径（图 12.3）。而在这个新的创意空间中，很可能会开发出一系列具有创新性和影响力的 VR 应用。

虚拟现实很可能成为未来医学 3D 打印实践的助推器。最近医学领域外的软件开发已经展示了许多 VR 有效促进雕刻和建模（Oculus VR LLC，2017；MakeVR，2017；Brinx Software，2016），然后通过 3D 打印实现其模型的案例（MakeVR，2017；Brinx Software，2016；Strange，2017）。不难想象，通过有效可视化三维扫描集和直观操作三维模型的能力，虚拟现实技术可以极大地增强医学

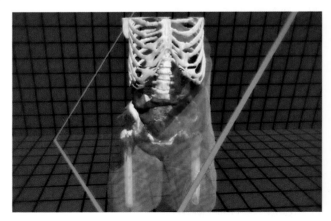

图 12.3　虚拟现实与医学模型交互的案例中说明控制透明度变化的好处。

模型的创建工作流程。

12.5　总结

先前虚拟现实技术的迭代受到了一过性的追捧，并且大多数都没有达到预期。然而，最近一系列的技术创新带来了一个快速发展和日益普及的新环境，这表明 VR 这一次将持续存在。有远见的医学人士应该密切关注 VR 这一革命性的技术，并且这也将是对 3D 打印最有力的补充。

参·考·文·献

[1] 3D Systems. 2017. https://www.3dsystems.com.

[2] Abrash M. 2012. http://blogs.valvesoftware.com/abrash/why-you-wont-see-hard-ar-anytimesoon/.

[3] Baum Z, Ungi T, Lasso A, Fichtinger G. Usability of a real-time tracked augmented reality display system in musculoskeletal injections. In SPIE medical imaging 2017: image-guided procedures, robotic interventions, and modeling, 2017.

[4] BioflightVR. 2017. http://www.immersus.co/.

[5] Garon M, Boulet PO, Doironz JP, Beaulieu L, Lalonde JF. Real-time High Resolution 3D Data on the HoloLens. 2016 IEEE International Symposium on Mixed and Augmented Reality (ISMAR-Adjunct), 2016. p. 189–91.

[6] Brennan D. 2017. http://www.roadtovr.com/oculus-chiefscientist-michael-abrash-exploresaugmented-realityfuture- f8-facebook/.

[7] Brinx Software. 2016. http://brinxvr.com/mpvr.

[8] Burdea GC, Coiffet P. Virtual reality technology. 2nd ed. New York: John Wiley & Sons, Inc.; 2003.

[9] Cameron CR, DiValentin LW, Manaktala R, McElhaney AC, Nostrand CH, Quinlan OJ, Sharpe LN, Slagle AC, Wood CD, Zheng YY, Gerling GJ. Hand tracking and visualization in a virtual reality simulation. In 2011 IEEE systems and information engineering design symposium, vol 22904, 2011. p. 127–32.

[10] Cattin PC. 2016. https://www.unibas.ch/en/News-Events/News/Uni-Research/Virtual-Reality-in-Medicine. html.

[11] Chinnock C. Virtual reality in surgery and medicine. Hosp Technol Ser. 1994; 13: 1–48.

[12] Cui N, Kharel P, Gruev V. Augmented reality with Microsoft HoloLens holograms for near infrared fluorescence based image guided surgery. Proc SPIE. 2017; 10049: 1–6.

[13] Dappa E, Higashigaito K, Fornaro J, Leschka S, Wildermuth S, Alkadhi H. Cinematic rendering – an alternative to volume rendering for 3D computed tomography imaging. Insights Imaging. 2016; 7: 849–56.

[14] EchoPixel. 2017. http://www.echopixeltech.com.

[15] Forani J. 2017. https://www.thestar.com/life/health_wellness/2017/03/20/toronto-hospitalsembrace-virtualreality.html.

[16] Foxlin E, Harrington M, Pfeifer G. Constellation: a widerange wireless motion tracking system for augmented reality and virtual set applications. In Proceedings of the 25th annual conference on computer graphics and interactive techniques—SIGGRAPH '98, 98, 1998. p. 371–8.

[17] Gallagher K, Jain S, Okhravi N. Making and viewing stereoscopic surgical videos with smartphones and virtual reality headset. Eye. 2016; 30: 503–4.

[18] Hackett M, Sttc A-h. Medical holography for basic anatomy training medical holography for basic anatomy training, 2013. p. 1–10.

[19] Herron J. Augmented reality in medical education and training. J Electr Resour Med Librar. 2016; 13: 51–5.

[20] James P. 2015. http://www.roadtovr.com/valve-revealstimeline-of-vive-prototypes-we-chart-it-for-you.

[21] Khronos Group. 2017. https://www.khronos.org/openxr/.

[22] Kickstarter. 2012. https://www.kickstarter.com/projects/1523379957/oculus-rift-step-into-the-game.

[23] Kreylos O. HoloLens and field of view in augmented reality. 2015. http://doc-ok.org/?p=1274.

[24] Largent D. Crossroads the ACM magazine for students. 2011. Xrds.Acm.Org.

[25] Lee N. 2017. https://www.engadget.com/2017/03/02/lg-steamvr-headset/.

[26] MakeVR. 2017. http://www.viveformakers.com/.

[27] Matzke J, Ziegler C, Martin K, Crawford S, Sutton E. Usefulness of virtual reality in assessment of medical student laparoscopic skill. J Surg Res. 2017; 211: 191–5.

[28] MediVis. 2017. http://www.mediv.is/.

[29] Microsoft®. 2017. https://www.microsoft.com/en-us/hololens.

[30] Milgram P, Takemura H, Utsumi A, Kishino F. Mixed reality (MR) reality-virtuality (RV) continuum. Syst Res. 1994; 2351: 282–92.

[31] Moro C, Štromberga Z, Raikos A, Stirling A. The effectiveness of virtual and augmented reality in health sciences and medical anatomy. AnatSci Educ. 2017.

[32] Oculus VR LLC. 2017. https://www.oculus.com/medium/.

[33] Osso VR. 2017. http://ossovr.com/.

[34] Pensieri C, Pennacchini M. Overview: virtual reality in medicine. J Virtual Worlds Res. 2014; 7: 1–34.

[35] Rahm S, Wieser K, Wicki I, Holenstein L, Fucentese SF, Gerber C. Performance of medical students on a virtual reality simulator for knee arthroscopy: an analysis of learning curves and predictors of performance. BMC Surg. 2016; 16: 1–8.

[36] RealView Imaging Ltd. 2017. http://realviewimaging.com.

[37] Ren D, Goldschwendt T, Chang Y, Hollerer T. Evaluating wide-field-of-view augmented reality with mixed reality simulation. In proceedings – IEEE virtual reality, July 2016. p. 93–102.

[38] uSens Inc.. 2016. https://usens.com/.

[39] SteamVR® Tracking. 2017. https://partner.steamgames. com/vrtracking.

[40] Stone RJ. Virtual reality: virtual and synthetic environments – technologies and applications. Boca Raton, FL: Taylor & Francis Group LLC; 2006.

[41] Strange A. 2017. http://mashable.com/2017/01/19/oculus-medium-sculpture/.

[42] Surgical Theater LLC. 2017. www.surgicaltheater.net.

[43] Vizua Inc.. 2017. https://vizua3d.com.

[44] Vrvana. 2017. https://vrvana.com/.

[45] Weng NG, Bee OY. An augmented reality system for biology science education in Malaysia. Int J Innov Comput. 2016; 6: 8–13.

[46] Wiederhold BK. Annual review of CyberTherapy and telemedicine. Being different: the transformative potential, Interactive Media Institute, vol. 14. San Diego, CA; 2016.

[47] Zhang Q, Eagleson R, Peters TM. Volume visualization: a technical overview with a focus on medical applications. J Digit Imaging. 2011; 24: 640–64.

[48] Zheng LL, He L, Yu CQ. Mobile virtual reality for ophthalmic image display and diagnosis. J Mob Technol Med. 2015; 4: 35–8.

[49] Zilverschoon M, Vincken KL, Bleys RLAW. The virtual dissecting room: creating highly detailed anatomy models for educational purposes. J Biomed Inform. 2017; 65: 58–75.